From Anxiety to Peace

از اضطراب تا آرامش

راهنمای 9 مرحله ای برای کنترل کردن نشخوار فکری، کنترل خشم و
پیدا کردن آرامش درونی با روش ترنکویلزTRANQUILS

نوشته دکتر ملیحه حیدرنژاد با تفکر کوانتومی

DR. MALIE HIDARNEJAD

فهرست

معرفی..5

۱.شناخت افکار 21

ماهیت افکار 25

چگونه از نشخوار فکری خارج شویم 30

۲. کنترل واکنش..........................38

۳. آگاهی.........................54

سفر به درون 56

آغاز سفر خوداندیشی 63

۴. تقویت مثبت اندیشی.........................67

درک سوگیری منفی 69

۵. تمرینات آرامش.........................81

چگونگی کمک مدیتیشن به اد برای غلبه بر اضطراب 84

چگونه به سمت سکوت حرکت کنیم 86

۶. درک احساسات.........................97

احساسات: رانندگان خاموش 99

تنظیم هیجانی چیست؟ 111

۷. اقدامات عمدی.........................115

داستان فردی 116

زندگی با نیت چیست؟ 119

8. ارتباطات محبت آمیز **130**

غلبه بر اضطراب اجتماعی 131

انسان‌ها برای ارتباط برنامه‌ریزی شده‌اند 135

راهنمایی‌ها و تکنیک‌ها برای رهایی از انزوای اجتماعی . 141

9. محیط امن **144**

تبدیل خانه به یک پناهگاه 145

10. حفظ آرامش درونی **155**

سفر ملانی به سوی آرامش 157

شما با چالش‌ها روبرو خواهید شد 161

نتیجه گیری **169**

منابع **174**

معرفی

خورشید درخشان است؛ باد در موهایت می‌وزد. بدنت به آرامی از یک طرف به طرف دیگر تاب می‌خورد؛در حالی که قایقی که روی آن هستی، یکی پس از دیگری روی امواج سُر می‌خورد. می‌توانی صدای مرغان دریایی را بشنوی وقتی که برای گرفتن ماهی به داخل آب شیرجه می‌زنند. در همین لحظه با خودت فکر می‌کنی که چقدر زندگی در این لحظه کامل است. ناگهان، از ناکجا آباد، از قایق به دریا پرتاب می شوی؛ بدون اینکه جلیقه نجاتی به تن داشته باشی. نمی‌دانی چطور شنا کنی. لحظه ای که میخواهی نفس بکشی، آب دریا را قورت میدهی و زندگی‌ات را میبینی که پیش چشمانت در حال محو شدن است و کنترل خود را بر واقعیت از دست می‌دهی. تا جایی که می‌توانی دست و پا می‌زنی، ناامیدانه به سمت آب برمی گردی و تلاش می‌کنی تا برای نفس کشیدن بالا بیایی. آنقدر برای زنده ماندن تلاش کرده ای که حتی نمی‌دانی چطور به بالا آمده ای؛ زمانیکه به سینه‌ات چنگ می‌زنی و تلاش می‌کنی تا نفس بکشی.

اضطراب بهترین توصیف برای "احساس سقوط" است. فردی که از حملات اضطراب رنج می‌برد؛ احساس می‌کند که در حال سقوط

یا فرو رفتن است، به اعماق یک فضای تاریک و ناشناخته‌ای می‌رود که نمی‌داند چگونه دوباره از آن بیرون بیاید. این احساس می‌تواند فقط در سر حس شود یا در تمام بدن. گاهی اوقات این احساس، هنگام خواب رخ می‌دهد که باعث می‌شود فرد رنج‌برده از اضطراب، ناگهان بیدار شود و نفس نفس بزند. این احساس "سقوط" به درون یک چاه تاریک یا فضای ناشناخته و تاریک می‌تواند حتی در حالت بیداری نیز رخ دهد. معمولاً نتیجه تجمع احساسات برخاسته از ترس است. احساس سقوطی که فرد در طی یک حمله اضطراب تجربه می‌کند، چیزی نیست که به صورت تصادفی رخ دهد و اغلب با رویدادهای خاصی که در زندگی شما رخ می‌دهند، مرتبط است. این موضوع می‌تواند شدید، سبک، یا به صورت موج باشد. فرض کنید که خودتان را در حال تجربه این احساس می‌یابید؛ انگار زمین باز شده و قرار است شما را به طور کامل ببلعد. در این صورت، شما قسمتی از اضطراب یا یک حمله مبتنی بر اضطراب را تجربه کرده‌اید.

اضطراب برای همه ما متفاوت است، اما احساس سقوط در طی یک حمله اضطرابی، مسئله معمول و رایجی است. از طرف دیگر، محرک‌ها یا مسائل مرتبط با استرس که باعث اضطراب می‌شوند، برای هر فردی منحصر به فرد هستند. بنابراین، با توجه به مسائلی که احساسات شما را برمی‌انگیزند، سطح اضطراب شما می‌تواند متفاوت باشد. برای بعضی افراد، بلند شدن از تخت هنگام صبح، کار بسیار سختی می‌شود. ممکن است روز خود را از لحظه‌ای که

چشمانتان را باز می‌کنید با احساس سرخوردگی شروع کنید. اضطراب مانند وزنه‌ای بزرگ است که فرد را به پایین، پایین و پایین‌تر می‌کشاند. دقیقاً زمانی که تلاش می‌کنید تا احساس بهتری داشته باشید، یک دفعه ممکن است توسط احساسات قوی فلج شوید. ممکن است اینطور به نظر برسد که می‌خواهید خود را از جریان متلاطم آبی بیرون بکشید که شما را به شدت به داخل خود می‌کشد. همانطور که برای نفس کشیدن به روی سطح می‌آیید، دوباره به داخل جریان آب کشیده می‌شوید، و این شدت و قدرت جریان احساسات قوی است که شما را به سمت خود می‌کشاند. فقط یک فکر منفی می‌تواند زنجیره‌ای را از رویدادها را به جریان بیندازد تا فرد را برای ساعت‌های زیاد (بخصوص زمانی که افکار منفی شدید است) فلج کند.

اضطراب مانع همه چیز در زندگی شما می‌شود. ممکن است یک یا دو ساعت احساس آرامش داشته باشید تا اینکه ترس یا خشم دوباره ظاهر شود و به شما یادآوری کند که در یک مکان تاریک هستید. آنچه را که من توصیف می‌کنم، لحظاتی از اضطراب شدید است. اضطراب را به عنوان یک سیستم هشدار در مغزتان در نظر بگیرید. اضطراب اینجاست تا به شما اطلاع دهد که مسائل اساسی و عمیق تری دارید که حل نشده باقی مانده اند. سیگنال هشدار از منطقه آمیگدالا در مغز شما می‌آید. این بخشی از مغز شماست که احساسات و واکنش‌های شما را پردازش می‌کند. بیش از حد فکر کردن، نگرانی بیش از حد و احساس

نابسامانی عاطفی زمانی رخ می‌دهد که شما تجربیات را به صورت منفی پردازش می‌کنید. اضطراب معمولاً نتیجه بیش از حد فکر کردن و نگرانی است. همچنین ممکن است به اختلال استرس پس از حادثه مرتبط باشد؛ به‌خصوص زمانی که اضطراب شما به یک تجربه آسیب‌زا (یا چندین حادثه در مدتی طولانی) مرتبط است. مگر اینکه شما مهارت‌های عالی برای مقابله در اختیار داشته باشید، آن وقت هر روز می‌تواند مانند یک مبارزه عظیم برای زنده ماندن و بقا باشد.

اضطراب چگونه اتفاق می افتد

اضطراب می‌تواند به آرامی به سراغ شما بیاید؛ خصوصا هنگامی که به خودتان فضای لازم برای مقابله با رویدادهایی که باعث ایجاد احساسات شدید غم، رنجش یا ترس می شود را ندهید. این احساس می‌تواند در هر سنی بر هر کسی تأثیر بگذارد. وقتی به میانسالی می‌رسید، احساس می‌کنید در میانه بحران میانسالی هستید. با این حال، مسائل مربوط به اضطراب فقط مربوط به سن نیستند. مثلا وقتی جف ۱۴ ساله بود، در اطراف دختران هم‌سن و سال خود بسیار اضطراب داشت. این به خاطر تجربه وحشتناکی بود که او در دعوت برای قرار ملاقات از یک دختر داشت. این تجربه با او ماند و تبدیل به بار سنگینی برای او شد. او بسیار زیاد به تحقیری که تجربه کرده بود، فکر می‌کرد و همین افکار همیشه باعث حمله اضطرابی او می‌شد و باعث شد که او

وقتی در اطراف دختران بود، ساکت باشد. او این تجربه را مثل مشکلی می دانست که هیچ وقت قرار نیست حل بشود، چرا که این مسئله او را به مسیرهای وحشتناکی کشاند که شامل نوشیدن بیش از حد و شرمساری پنهانی از خودش بود. در نتیجه، این احساس اضطراب همیشگی جف در اطراف دختران، او را به اختلال اضطراب مبتلا کرد. این بدان معنا بود که او زمان بسیار سختی را در مقابله با حملات اضطرابی که به صورت موجی بود، تجربه می کرد. این حملات، زمانی به شما دست میدهند که سطح اضطراب شما بالاتر از حد معمول باشد.

طبیعی است که در طول زندگی، سطحی از اضطراب را احساس کنیم. تفاوت بین احساسات عادی و غیرعادی اضطراب، نتیجه ی نگرانی شدید و فلج شدن همراه با ترس در زمانی است که انتظارش را ندارید. فقط یک فکر در جهت دلیل اضطراب شما می‌تواند حملات شدید اضطرابی را به دنبال داشته باشد. معمولاً مسائلی که شما را عمیقاً شرمنده، تحقیر یا غمگین می کند، حملات اضطرابی را به همراه دارد. همچنین می تواند مربوط به مقدار زیادی خشم فروخورده مرتبط با رویدادی باشد که در زندگی شما رخ داده است. مسائلی که حل نشده باقی می‌مانند، اضطراب را ایجاد می‌کنند. اگر در یک رابطه خشونت آمیز باشید، حملات اضطراب و احساس ناامیدی را تجربه خواهید کرد. خصوصا مسائل مالی به احتمال زیاد منجر به اختلال اضطراب فراگیر (GAD) می شوند.

اگر دو یا سه سال پس از وقوع یک رویداد همچنان علائم مرتبط با اضطراب را دارید، جای تعجب نیست. افرادی که از اختلال اضطراب فراگیر (GAD) رنج می‌برند، یافتن راهی برای رهایی از اضطراب خود را بسیار دشوار می‌یابند و احساس می‌کنند که هیچ کنترلی بر روی آن ندارند. این اتفاق زمانی می‌افتد که نگرانی بیش از حد به عمق ذهن ناخودآگاه شما رسوخ می‌کند. وقتی این اتفاق می‌افتد، در بیشتر مواقع، رشد شخصی متوقف می‌شود و سطوح بهره‌وری به شدت کاهش می‌یابد. نوسانات خلقی به طوری شدید احساس می‌شوند و ناپایداری عاطفی می‌تواند شما را از چیزهایی که زمانی برایتان معنادار بودند، دور کند. رنج‌برندگان از اختلال اضطراب فراگیر (GAD) به راحتی خسته می‌شوند، حواس‌پرتی دارند، تمرکز نداشته و افسرده می‌شوند. هنگامی که علائم خفیف هستند، افراد مبتلا به اضطراب می‌توانند شغل خود را حفظ کنند و به نحو احسن کنار بیایند. با این حال، گاهی اوقات علائم می‌توانند بدتر شوند و افراد دوباره، کاملا ناتوان و از ترس فلج شوند.

شما در رنج خود تنها نیستید و این یک بیماری کاملاً رایج است که از آن رنج می بریم. زندگی برای بیشتر مردم پیچیده‌تر و سخت تر شده است. مسائل مرتبط با استرس که در زندگی ما پدیدار می‌شوند می‌توانند علائمی از یک اختلال مرتبط با اضطراب را به همراه داشته باشند. حدود ۶٫۸ میلیون آمریکایی از اختلال اضطراب فراگیر (GAD) رنج می‌برند و زنان دو برابر مردان احتمال

دارد که اختلال مرتبط با اضطراب را تجربه کنند (اختلال اضطراب فراگیر، ۲۰۲۱). اضطراب می‌تواند در هر سنی و برای هر کسی اتفاق بیفتد. با این حال، معمولا بیشتر افرادی که به میانسالی رسیده‌اند، تحت تاثیر قرار می گیرند. این موضوع به خاطر گذار شدیدی است که در این مرحله از زندگی یک فرد رخ می‌دهد. اضطراب در دوران میانسالی به خاطر رویداد خاص تغییردهنده زندگی یا همان چیزی که به ما یادآوری می‌کند که در حال پیر شدن هستیم، ایجاد می شود.

بیایید به نشانه‌های اضطرابی که شانون در دوران میانسالی تجربه کرده است، نگاهی بیندازیم. ممکن است شما هم بتوانید با برخی از آن‌ها ارتباط برقرار کنید. وقتی شانون به میانسالی رسید، احساس کرد که زندگی غیر اصولی دارد و هویت خود را که در گذشته، شدیدا به داشتن یک شغل معنادار در برنامه تلویزیونی وابسته بود، از دست داده است. کل شخصیت او پیرامون کارش شکل گرفته بود و وقتی کارش را از دست داد و نتوانست کار دیگری پیدا کند، افسردگی گرفت و هر روز صبح از حملات اضطرابی رنج می برد. روزهای او پر از ترس از چشم انداز به دست آوردن یک کار غیر هیجان انگیز "معمولی" با انجام کارهای نافرجام بود. همچنین شانون از همکاران و دوستان قبلی‌اش جدا شد چونکه او احساس شکست کامل می‌کرد. این اتفاقات احساسات اضطراب او را افزایش داد و این حالت برای دو سال متوالی ادامه یافت تا

اینکه او تصمیم گرفت با یافتن راه‌هایی برای تجربه نوع جدیدی از حس خوب رضایت درونی، تغییر معناداری در خودش ایجاد کند.

همچنین او سفر بهبود و درمان خود را با تمرکز بر مراقبت از خود به عنوان یک اولویت آغاز کرد. او به ورزش کردن و پیروی از سبک زندگی سالم روی آورد و همچنین به افکار و اعمال خود توجه بیشتری کرد. حتی با وجود اینکه او هنوز آماده بازگشت به اجتماع نبود، تلاشی می کرد تا با دیگران ارتباط برقرار کند و با افراد جدید ملاقات کند. او دیگر از اینکه با کسی مکالمه داشته باشد، نمی ترسید. پیشرفت‌های او در هر بار که به صورت فیزیکی تلاش می کرد تا کاری مثبت و ارتقا دهنده برای خود کند؛ چشمگیر بود.

میانسالی یک تغییر قابل توجه برای هر دو جنس مرد و زن است و اغلب با یک تغییر شغلی همراه می شود که کاملاً اسا آنچه قبلاً به آن باور داشتید را متزلزل می کند. (اختلال اضطراب فراگیر، ۲۰۲۱).

آیا شما اضطراب دارید؟

اگر از اضطراب رنج می برید، شک کردن موضوع غیر معمولی نیست. به خصوص هنگامی که برای اولین بار متوجه علائم می شوید؛ ممکن است آنها را نادیده بگیرید و یا فکر کنید که یک استرس عادی است و از بین می رود. با این حال، وقتی متوجه شوید که بیش از حد معمول خسته هستید یا چیزی شبیه به "خود

نرمالتان" نیستید، توجه بیشتری به علائم نشان خواهید داد. نادیده گرفتن این احساسات بسیار سخت است. اغلب، شما به هیچ وجه احساس نشاط و کنترل بر احساسات خود را نخواهید داشت. تقریباً مثل این است که شما ساختمان بدنی خود را به طور کامل ترک کرده اید، و یک بدن عاطفی جدید برای کنترل دارید. اولین علائمی که شانون تجربه کرد خستگی و تحریک پذیری بود. او بیشتر می‌خواست تنها باشد، از داشتن روابط معنی‌دار دست کشید و همیشه خسته بود. او دیگر آن آدم پرانرژی سابق نبود. شانون فکر کردن به مسائل اصلی را از ذهن خود دور کرد و برای همین علائم احساسات حل نشده و در نتیجه اختلال اضطراب در زندگی او ظاهر شد.

همچنین او به راحتی آشفته می‌شد و خوش‌بینی او پشت ابر تاریک نگرانی پنهان شده بود. با وجود اینکه او از این مسئله بی خبر بود، همیشه نگران بود و این موضوع بیش از شش ماه ادامه داشت. وضع مالی او دیگر مرتب نبود و او در فضای جدید و ناشناخته ای قرار داشت که از صفر شروع کرده بود، به دنبال کار می گشت و سعی می کرد زندگی جدیدی برای خود بسازد. به همین دلیل بود که او بیشتر اوقات نوسانات خلقی شدیدش را نادیده می گرفت و توجه زیادی به خستگی و بی انگیزگی خود نمی کرد. او فکر می‌کرد پس از تجربه چنین شکست بزرگی، نگرانی اش بسیار طبیعی است. از دست دادن موقعیت شغلی که او سال های زیادی را صرف ساختنش کرده بود، ضربه سختی بود. او همچنین از حملات

پانیک شبانه ای که تجربه می کرد، گیج شده بود. او اغلب نیمه شب ها از خواب بیدار می شد و به سختی نفس می کشید!

اینها برخی از نشانه‌های اضطراب بودند. علامت دیگر ضربان قلب سریع بود. اوا حساس می‌کرد که تپش قلب زیادی دارد. این حالت در طول روز رخ می‌داد، زمانی که او از ترس اینکه نتواند دوباره به صورت حرفه‌ای کار کند، فلج می‌شد. شانون تصمیم گرفت که مهارت‌های جدیدی را در بازاریابی دیجیتال، در حالی که به کار آزاد به عنوان یک روزنامه‌نگار مشغول بود، به دست آورد. شرایط بیرون سخت بود و یادگیری مهارت‌های جدید در سن ۴۷ سالگی چالش‌های زیادی برای او به ارمغان آورد. همچنین، او در طول روز دچار فوران خشم می‌شد که تقریباً این احساس، بخاطر هر چیزی برانگیخته می‌شد. این حالت ناگهانی و یکدفعه به وجود می‌آمد و او را برای چند ساعت فلج می‌کرد. این اتفاق زمانی می افتد که ترس به دل او می افتاد. او احساس می‌کرد که دنیا جای دوستانه‌ای نیست و اعتمادی که زمانی به دیگران داشت را بیشتر از قبل کاهش می‌داد. او همچنین احساس یأس می‌کرد و به دوره‌هایی از افسردگی فرو می‌رفت که وقتش را می‌گرفت، بهره‌وری‌اش را کاهش می‌داد و او را در یک جا گیر می انداخت. رنج بردن از افسردگی به طور چشمگیری بر توانایی او برای تمرکز بر مسیر جدیدش تأثیر گذاشت.

مشکل در تمرکز، انجام وظایف ابتدایی را برای کسانی که از اضطراب رنج می‌برند به چالش تبدیل می‌کند. در یک مطالعه که بر روی ۱۷۵ بزرگسال انجام شد، مشاهده شد که ۹۰٪ از آن‌ها، مشکل تمرکز داشتند. احساس بی‌قراری آن‌ها به واسطه نگرانی بیش از حد یا افکار مداوم درباره یک مشکل یا یک اتفاق برانگیخته می‌شد. مطالعات دیگر نیز نشان می‌دهد که اضطراب حافظه کاری شما را مختل می‌کند، به همین دلیل است که کسانی که از اضطراب رنج می‌برند، در نگه داشتن اطلاعات کوتاه‌مدت دچار مشکل می‌شوند. در نتیجه، با این وجود انجام دادن کارها با بهترین عملکرد به طور فزاینده‌ای دشوار می‌شود. سطح بهره‌وری شما تا حدودی کاهش خواهد یافت، به ویژه زمانی که از GAD (اختلال اضطراب فراگیر) رنج می‌برید (Julson, 2021). اگر شما شش ماه یا بیشتر پس از وقوع یک رویداد نگران آن هستید، پس توصیه‌هایی که قرار است از این کتاب دریافت کنید به شما کمک خواهد کرد تا بتوانید این احساسات را پشت سر بگذارید؛ شما قادر خواهید بود خود را دوباره جمع و جور کنید.

روش TRANQUILS (ترنکویلز)

همه کسانی که از اضطراب رنج می‌برند، برای بازگشت به زندگی عادی دچار مشکل هستند. با هر شکستی که ممکن است در زندگی خود با آن روبرو شده باشید و برای غلبه بر آن تلاش می‌کنید، اگر حکمت روش ۹مرحله ای را که در این کتاب به شما ارائه شده

است ،به کار ببرید، بر آن غلبه خواهید کرد. من آن را روش TRANQUILS می‌نامم. به شما اطمینان می‌دهم که خورشید دوباره می درخشد و شما دوباره به قایق بازخواهید گشت، بدنتان به آرامی از این طرف به آن طرف تاب می‌خورد در حالی که روی آب می‌لغزید و امواجی که قایق‌تان می سازد را تماشا می‌کنید. زندگی دوباره احساس خوبی به شما خواهد داد. از این موضوع اطمینان دارم. در سمینارهای Inner Depth، مشتریان من توانسته‌اند بر اضطرابی که سال‌ها تجربه کرده‌اند، غلبه کنند. بنابراین، می‌دانم شما به دنبال دستیابی به حس تازه ای از رسیدن به هدف و خوش‌بینی هستید؛ اگر روش های ارائه شده در این کتاب را به کار ببرید، دوباره آرامش درونی، شادی و ثبات عاطفی را تجربه خواهید کرد.

همانطور که در این سفر با من، آگاهیتان نسبت به اضطراب بیشتر می شود؛ متوجه خواهید شد که علت اضطراب چیست و افکار عمده شما چه چیزی را برای شما آشکار می کند.به این ترتیب می توانید بلافاصله علت اصلی مشکل و همچنین باورهایی که اضطراب شما را شکل می دهند، تشخیص دهید. نگرانی یک چرخه معیوب است که به طور مداوم از سلامت روانی شما تغذیه می‌کند. این حالت شما را در دام احساسات منفی نگه می دارد، مگر اینکه بتوانید آن را متوقف کنید و چرخه جدیدی را شروع کنید؛ چرخه‌ای که به سلامتی و ثبات عاطفی شما کمک می‌کند. روش TRANQUILS طراحی شده تا به شما کمک کند خود را از

چرخه نگرانی که ریشه احساسات شدید خشم، ترس، انزوا و ناامیدی است، خارج کنید. ترک این عادت کلید شکست دادن اضطراب است. این فرآیند پیچیده نیست؛ بلکه روندی است که شما را به مسیر زندگی الهام بخش و رضایت بخش برمی گرداند.

روش TRANQUILS به شما فرصت می‌دهد تا کنترل سلامت روانی خود را به دست بگیرید و سبک زندگی جدیدی را پیاده‌سازی کنید که شما را قادر می‌سازد تا به زندگی متعادل و با آرامش درونی دست یابید، همچنین به شما احساس رضایت شخصی می‌بخشد. زمان آن رسیده است که تمرکزتان را از نگرانی به عدم نگرانی تغییر دهید و خودتان را متعهد به شکستن ابر تیره اضطراب کنید. هنگامی که این موفقیت را به دست آورید، روزهای روشن‌تری را تجربه خواهید کرد. شما همچنین احساس خوش‌بینی بیشتری نسبت به آینده خود خواهید داشت. همانطور که از نامش پیداست، آرامش هدفی است که ما دنبال می‌کنیم. کل کتاب بر بحث در مورد هر یک از مراحل TRANQUILS تمرکز دارد. این یک راهنمای نه مرحله‌ای است تا به شما کمک کند از افکار مداوم و نگرانی‌های بیش از حد دست بکشید. هر فصل به یک بخش از روش اختصاص دارد. کل روش توسط قسمت های کلیدی تمرکز که در زیر خلاصه شده‌اند، نشان داده می‌شود:

فصل ۱: (ف—فرآیندهای فکری) اولین گام مهم، یادگیری نحوه تشخیص افکارتان است. شما یک درک کامل از ماهیت و الگوی

افکار خود به دست خواهید آورد و یاد خواهید گرفت که چگونه نشانه‌های بیش از حد فکر کردن را شناسایی کنید. این اولین گام برای شکستن چرخه افراط در فکر کردن است.

فصل ۲: (ک—کنترل واکنش) گام بعدی ما، مقابله با واکنش‌هایمان است. این شامل یادگیری نحوه تسلط بر تکنیک‌های خاصی است که به شما کمک می‌کند تا واکنش‌های فوری خود را هنگامی که احساس خشم یا اضطراب می‌کنید، بهتر مدیریت کنید.

فصل ۳: (آ—آگاهی) آگاهی ما از آنچه در درونمان می‌گذرد به ما کمک می‌کند تا پیش برویم و محرک‌ها، واکنش‌های عاطفی و الگوهای رفتاری دیگر را که به اضطراب در زندگی‌مان دامن می‌زنند، شناسایی کنیم.

فصل ۴: (ت—تقویت مثبت‌اندیشی) بازگشت خود به حالت سلامت و ثبات عاطفی، کلید تجربه مثبت‌اندیشی بیشتر در زندگی‌تان است. در اینجا، راه‌هایی برای شروع تجربه بیشتر شکرگزاری و خوش‌بینی کشف خواهید کرد.

فصل ۵: (س-سکوت) برای دستیابی به آرامش درونی، باید روش‌هایی را یاد بگیریم که از احساس تعادل درونی پشتیبانی کند. تمرین آگاه بودن، مراقبه و یادگیری تمرینات تنفس عمیق، آرامش درونی را بازیابی می‌کند.

فصل ۶: (د—درک احساسات) روبرو شدن با احساساتمان به صورت روزانه به ما کمک می‌کند تا سفری عمیق‌تر و مسئولانه‌تر با خودمان داشته باشیم. به همین دلیل است که کاوش در ریشه احساساتمان باید بیشتر به سبک همیشگی ازندگی تبدیل شود تا کاری که فقط در هنگام تجربه اضطراب انجام می‌دهیم.

فصل ۷: (ا—اقدامات عمدی) شما کار کردن با ابزارهای مهمی را یاد خواهید گرفت که به شما کمک می‌کند اقداماتتان را با هدف‌هایتان برای دستیابی به آرامش درونی هم‌راستا کنید. شما می‌توانید این کار را با یادگیری نحوه تعیین مرزهای مؤثر و انتخاب فعالیت‌های آرام‌بخش‌تر انجام دهید.

فصل ۸: (ا—ارتباطات محبت‌آمیز) بیاموزید که چگونه ارتباطات محبت‌آمیز بیشتری برقرار کنید و روابط معناداری با دیگران داشته باشید. هنگامی که در مورد ارزش درمانی ارتباط انسانی و محبت بیشتر بدانیم، می توانیم این کار را انجام دهیم.

فصل ۹: (م—محیط امن) ایجاد یک پناهگاه شخصی امن یا فضایی که آرامش را تقویت می‌کند، چه در خانه یا مکان خاصی که در آن احساس آرامش می‌کنید، بخش مهمی از سفر بهبودی شما است.

فصل ۱۰: (حفظ آرامش درونی) بیاموزید که چگونه با ایجاد تشریفاتی که به سفر مداوم شما در سلامت و تندرستی کمک می

کند، آرامش درونیتان را حفظ کنید. هدف ما رسیدن به یک زندگی پر از شادی و رفاه است.

1. شناخت افکار

"نباید اجازه بدهم که افکارم بر من کنترل داشته باشند." کریستی در روزی که مصاحبه شغلی مهم دیگری را از دست داد، این جمله را به خودش می‌گفت. معده‌اش عصبی بود و آرزو می‌کرد که کاش می‌توانست قرصی بخورد تا افکارش را از بین ببرد. هر چه بیشتر در مورد خودش فکر منفی می‌کرد، اعتماد به نفس یا اشتیاق کمتری در مورد چشم انداز ارتقاء سطح حرفه خود به عنوان یک درمانگر زیبایی پیدا می‌کرد.

کریستی نمی‌دانست چگونه از خود تخریبی و تلاش‌های خوبش برای بهبود وضعیت مالی‌اش دست بردارد. او شدیداً می خواست آینده شغلی خود را بهبود بخشد و آزادی بیشتری را در کار خود تجربه کند، اما احساس می کرد گیر کرده است. این احساس فرورفتن باعث شده بود تا بخاطر عدم اطمینان و حس ترس فلج شود. او نمی‌دانست چطور از این چرخه منفی‌نگری و اضطراب رها شود. این وضعیت بسیار بدتر از ترس روی صحنه بود. این یک نوع ترس عادی نبود که بخاطر تمایل به انجام کار خوب باشد. کریستی مضطرب بود؛ چونکه او هم از موفقیت و هم از رد شدن می‌ترسید.

او بارها و بارها به خود می‌گفت که رفتن برای مصاحبه شغلی، فقط اتلاف انرژی است؛ زیرا نتیجه مثبت نخواهد بود. او نمی‌دانست که آیا می‌تواند رد شدن‌های بیشتر در مصاحبه ها را تحمل کند یا نه.او احساس شکنندگی، انزوا و تنهایی زیادی می‌کرد. با وجود اینکه حالا یک زن مستقل بود، همچنان در ذهن و محیط خود مثل یک زندانی بود. او کمی احساس تنگی نفس داشت و در تله احساساتش گیر افتاده بود و نمی‌دانست چگونه کاملاً شاد باشد. تجربه حس آزادی شخصی، چیزی بود که آرزویش را داشت. زنجیره اضطراب، استرس و افسردگی، او را از انجام این کار باز می داشت. او از درون مچاله شد و به شدت خود را مورد انتقاد قرار داد. این رفتارش با یک آسیب روحی گذشته که او به عنوان کودک به طور مکرر تجربه کرده بود، مرتبط بود. فلش‌بک‌هایی از گذشته او را در همان جا گیر انداخت؛ چون احساس امنیت بیشتری دارد؛ زمانی که یک آدم معمولی و در حد متوسط باشد.

برای او یک بازی کوچک امن‌تر از گشودن بال‌هایش در موقعیت‌های ناشناخته جدید بود. در بیشتر وقت ها، افکارش او را به مسیر "باید بیشتر برای این مصاحبه آماده می‌شدم. اگر آنها من را همان طور که واقعا هستم ببینند، چه می‌شود؟" هدایت می‌کرد. سپس، تصمیم می‌گرفت که به زمان بیشتری برای بهبود مهارت‌های مصاحبه و سطح اعتماد به نفس خود نیاز دارد. نمی‌دانست چگونه اعتماد به نفس بیشتری پیدا کند یا چگونه الگوهای فکری و احساساتی را که او را در رنج گیر انداخته بود،

تغییر دهد. افکارش در مورد آینده‌اش همه بر اساس ترس بودند. کریستی شب قبل از مصاحبه برنامه ریزی شده اش را با گریه سپری کرد؛ زیرا احساس می کرد دوباره قرار است خود را ناامید کند. او می‌خواست یک درمانگر زیبایی ارشد باشد، اما ده سال در یک موقعیت جونیور باقی مانده بود؛ زیرا به توانایی خود برای پیشرفت در رشته خود یا پذیرفتن مسئولیت های بیشتر اعتماد نداشت.

صدمات ناشی از فرزند یک مادر خودشیفته (نارسیست) سال ها با او باقی مانده بود. او اغلب توسط مادرش و در برابر دیگر اعضای خانواده‌اش شرمنده می‌شد. تجربه این تحقیر باعث شد تا حس ارزشمند بودن خود را کم کم از بین ببرد و کریستی را به مسیر تاریک افسردگی، اضطراب و نفرت از خود هدایت کرد. مادر کریستی باعث می‌شد که او احساس ناخواسته بودن، نامطلوب بودن و نادیده گرفته شدن کند. او با این حرف که کریستی هرگز به چیزی در زندگی نخواهد رسید، او را تحقیر می‌کرد. والدین خودشیفته خودشان از یک بیماری روانی رنج می برند که اغلب برای فرزندانشان ناشناخته است. آزار کلامی ناگهان شروع می شدند: "تو هیچ دردی را دوا نمی‌کنی. فقط خودت را در آینه نگاه کن. فکر می‌کنی باهوشی؟ تو همیشه در زندگی ات، به خاطر نگرشت یک بازنده خواهی بود! تو هیچ شباهتی به من یا هیچ یک از خواهر و برادرهایت نداری."

سوء استفاده بخشی از "مجموعه خودشیفتگی" است. کریستی همیشه فکر می‌کرد مشکلی در او وجود دارد، وگرنه مامانش اینقدر ظالم نبود. خود واقعی او زیر لایه‌های نشانه‌های اضطراب دفن شده بود. او باید از آن لایه‌ها عبور کند تا توانایی‌های واقعی‌اش را نشان بدهد و البته او این موضوع را می‌دانست. او هر زمان که یک مصاحبه شغلی را از دست می‌داد یا از انجام اقداماتی برای رسیدن به اهداف خود غفلت می‌کرد، حملات پانیک شبانه را تجربه می‌کرد و در رختخواب دراز می‌کشید، فکر می‌کرد که چقدر زندگی‌اش متفاوت می‌شد اگر به "تحقیرها" که در گذشته تجربه کرده بود، واکنش بهتری نشان می‌داد. تا زمانی که هر کسی در دام اضطراب و افسردگی باقی بماند، سلامت روانش آسیب خواهد دید و انجام وظایف و مسئولیت‌های روزانه، مبارزه‌ای دشوار برای او خواهد بود (هولمز، 2021).

ماهیت افکار

امروزه سوء استفاده عاطفی یکی از دلایل اصلی اضطراب است. این موضوع مستقیماً بر مغز تأثیر می‌گذارد. کریستی تمام خصوصیات یک فرد آسیب دیده و مضطرب را با خود داشت؛ او درگیر اندیشه‌های منفی بیش از حد و نگرانی مداوم در مورد عملکردش در مصاحبه شغلی آینده بود. به دلیل برنامه‌ریزی ضمیر ناخودآگاهش و غفلت و سوء استفاده عاطفی، او به هر کلمه‌ای که مادر خودشیفته اش در دوران کودکی به او القا کرده بود، باور داشت. بنابراین، ضمیر ناخودآگاه او، اهانت‌های سوء استفاده‌گرانه را به عنوان یک حقیقت شخصی درباره خودش پذیرفت و هویتی دروغین را ساخت. ضمیر ناخودآگاه لایه‌ای از ذهن است که هوشیار یا در حالت آگاهی نیست. مانند یک کامپیوتر بزرگ است که همه افکار، احساسات، خاطرات و عادت‌های شما در آن ذخیره می‌شود. ضمیر ناخودآگاه بر اساس نحوه تجربیات گذشته و افکار مداوم فرد برنامه ریزی شده و این گونه است که افکار جورواجور را بیان می کند.

افکار و احساسات ما بر اساس درک ما از واقعیت شکل می‌گیرد. این درک اغلب مخدوش است، به خصوص زمانی که احساسات ما شدید هستند. بنابراین، ترس کریستی بر اساس نحوه برنامه‌ریزی ضمیر ناخودآگاه او شکل گرفته بود. او بخاطر سوء استفاده‌هایی که در دوران کودکی‌اش تجربه کرده بود، باور داشت

که در زندگی به جایی نخواهد رسید. ضمیر ناخودآگاه او این را به عنوان حقیقت ثبت کرد و همین موضوع باعث شد احساسات اضطراب و استرس او هرگاه که برای رشد و موفقیت بیشتری تلاش می‌کرد، افزایش یابد. او همچنین هرگاه ذهنش تصاویری از گذشته‌اش را بازپخش می‌کرد، در آشفتگی عاطفی گیر می‌افتاد. این تصاویر ریشه باورهای منفی‌ای بودند که او درباره خودش داشت. به همین دلیل توجه داشتن به افکاری که در میانه حمله اضطراب یا پانیک شما را فرا می‌گیرد، بخش مهمی از فرایند درمان است. افکار خاصی که به طور منفی توجه شما را در اختیار دارند، همان‌هایی هستند که باید تغییر دهید و از بین ببرید تا بتوانید اضطراب را شکست دهید!

دوقلوهای شیطانی: اضطراب و نشخوار فکری

هنگامی که چرخه منفی اندیشه به عنوان یک عادت در ذهن نهادینه می‌شود، ذهن برانگیخته می‌گردد و انتظارات منفی به سرعت به نوع شکنجه ای از نگرانی بیش از حد تبدیل می شود. به اضطراب و نشخوارفکری به عنوان دوقلوهای شیطانی فکر کنید که اگر به آن‌ها اجازه ورود به زندگی‌تان را بدهید، آرامش ذهن شما را نابود خواهند کرد. آن‌ها به صورت وحشیانه دور ذهنتان می‌دوند و شما را در موقعیت‌های ناکام زندگی قرار داده و همه چیز را ویران می کنند. شما باید آن‌ها را مهار کرده و تنبیه نمایید. اگر این کار را نکنید، آن‌ها بر زندگی‌تان مسلط شده و آرامشی که با

سختی برای خود ساخته‌اید را نابود می‌کنند. زمانی که دوقلوهای شیطانی در زندگی‌تان ظاهر می‌شوند، شما واکنش فیزیکی را فعال می‌کنید و بدنتان به حضور آن‌ها واکنش نشان می‌دهد. به عنوان مثال، ممکن است به راحتی به غذا خوردن بیش از حد روی بیاورید و شروع به پرخوری کنید. این راهی است که بدن ممکنه برای کمک به شما برای مقابله با حضور دو قلوهای شیطانی انتخاب کند.

اضطراب ناحیه آمیگدال مغز را تحریک می کند؛ آمیگدال بخشی از مغز است که به احساسات، به ویژه ترس، اضطراب و خشونت مرتبط است. وقتی با تهدیدی مواجه می شویم، آمیگدال واکنش "نبرد یا فرار" را انتخاب می کند. به همین دلیل است که اغلب افرادی که تجربه اضطراب دارند، اذعان می‌کنند که در طول یک حمله، قلبشان تند می‌زند. بدن با هورمون‌های استرس مانند آدرنالین که ضربان قلب را بالا می‌برند، پر می‌شود. شما همچنین ممکن است عرق کنید و دچار تهوع یا ناراحتی‌های گوارشی شوید.

اضطراب با احساس ترس مرتبط است و هنگامی بروز می‌کند که تهدیدی در ذهن شما ایجاد شده باشد. واقعاً همه چیز در ذهن است و اینکه شما چگونه افکار و ادراکات خود را چارچوب بندی می کنید می تواند منجر به احساس پذیرش و رشد یا ترس شود. معمولاً، شما و فقط خود شما علت اضطراب‌تان هستید. وقتی شما شروع به تصور سناریوهایی می‌کنید که عمدتاً غیرواقعی

هستند، این اضطراب به وجود می آورید. بنابراین، اضطراب پاسخی است که شما بر اساس افکار ترسناک به خود می‌دهید. این واکنش هنگامی رخ می‌دهد که شما به طور مکرر به این افکار ترسناک اجازه می‌دهید در ذهنتان آزادانه باشند (مورین، ۲۰۲۳).

چگونه افکار غیرمنطقی را تشخیص دهیم

کلید غلبه بر اضطراب و برنامه‌ریزی مجدد ذهن ناخودآگاه در تشخیص افکار غیرمنطقی شما نهفته است. این افکار غالباً با ترس یا احساس نابرابری عمیق مشخص می شوند. اگر خودتان را در حال فکر کردن به این بیابید که «من سقوط می کنم و همه به من خواهند خندید»، این یک فکر ترس‌محور و غیرمنطقی است. در مورد پرونده کریستی اینطور بود که او افکارش معمولاً بیشتر روی ترس از موفقیت تمرکز داشت تا شکست خوردن، چرا که ذهن ناخودآگاه او بیشتر تمایل داشت تسلیم شکست شود تا پیروزی. افکار غیرمنطقی بر اساس شواهد نیست. از نظر طبیعت، فرضی است. اگر این‌طور باشد، آیا موافقید که همانطور که می‌توانید تصاویر منفی درباره خودتان تداعی کنید، همچنین می‌توانید به راحتی شروع به تداعی تصاویر مثبت درباره خود و رویدادهای آینده کنید؟ هنگامی که ما روی تغییر الگوهای فکری‌مان متمرکز می‌شویم، نتایجمان نیز تغییر خواهد کرد.

افکار ما احساساتمان را شکل می‌دهند و نحوه واکنش ما به جهان را تعیین می‌کنند. افکار غیرمنطقی، افکاری هستند که بر اساس

باورهای محدودکننده شما درباره خودتان، توسط ذهن تولید می‌شوند. آن‌ها واقعی نیستند. اگر به چیزی اعتقاد داشته باشید، برای شما حقیقت خواهد داشت. با این حال، این نشان دهنده واقعی خود شما نیست و ظرفیت نامحدودی دارد. اگر به خودتان مدام بگویید که هرگز در زندگی به جایی نخواهید رسید، پس حدس بزنید چه اتفاقی می‌افتد؟ شما در تلاش‌هایتان برای بهبود زندگی، خرابکاری خواهید کرد، زیرا ذهن ناخودآگاه شما یک واقعیت محدودکننده را بر اساس باورهای شما، صرف‌نظر از اینکه واقعی هستند یا نه، می‌پذیرد. این باورهای محدودکننده، توانایی شما را برای رسیدن به اهداف و رویاهایتان کاهش می‌دهند. در اینجا برخی از راه‌های دیگری که نشخوار فکری می‌تواند باعث اضطراب شود، آورده شده است (پترسون، ۲۰۱۹):

- هنگامی که بیش از حد بر روی چیزهایی که گفته‌ایم یا باید می‌گفتیم، تمرکز می‌کنیم، ممکن است که اضطراب پیدا کنید. این موضوع با تجربه اضطراب اجتماعی مرتبط است و لذت روابط رضایت‌بخش را از شما دور نگه می‌دارد.

- وقتی بیش از حد نگران این هستیم که کی هستیم یا چگونه تصویر خود را به جهان ارائه می‌دهیم، نگران هویت شخصی خود می‌شویم.

- هنگامی که به ترس اجازه می‌دهیم با پیش‌بینی چیزهایی که ممکن است اشتباه باشند،افکارمان را کنترل کند؛ اختلال

اضطراب فراگیر را به وجود می‌آوریم که ممکن است مدت‌ها ادامه داشته باشد.

- هنگامی که تصورات دیوانه وار و غیرمنطقی از اشتباهات و ناتوانی‌های خود را تجربه می‌کنیم، با مشکلات مداوم سلامت روان و اختلالات اضطرابی مواجه خواهیم شد.

- وقتی می ترسید هنگام خروج از خانه خود، وحشت یا حملات اضطرابی داشته باشید ؛ ذهن از آنچه که به عنوان آگورافوبیا شناخته می شود رنج می برد.

- هنگامی که وقت خود را صرف نگرانی بیش از حد در مورد تعداد زیادی از افکار وسواسی در یک زمان می‌کنید، می‌تواند منجر به اختلال وسواس فکری-عملی شود.

چگونه از نشخوار فکری خارج شویم

هنگامی که شما افکار منفی در مورد خودتان داشته باشید، احتمالاً علت اضطراب شما، همین افکار خواهد بود. وقتی اجازه می‌دهید که این افکار منفی بیرون بیایند و به آن‌ها بپردازید، ممکن است به ترس‌های بزرگتر و حتی فوبیاها تبدیل شوند. یک فکر مرتبط با اضطراب می‌تواند تبدیل به یک مشکل غیر قابل حل شود که از انجام کارهای خاص و لذت بردن از زندگی جلوگیری می‌کند! به همین دلیل است که کار کردن روی بازبرنامه‌ریزی ذهن ناخودآگاه

شما به صورت روزانه بسیار مهم است. این بهترین راه برای شروع مبارزه با نشخوار فکری است. شما باید تلاش روزانه داشته باشید. در اینجا برخی نکات برای کمک به شما برای غلبه بر نشخوارفکری آورده شده است (جوبی، ۲۰۱۹).

وقتی نشخوار فکری دارید؛ این کارها را انجام دهید :

1. **قدمی به عقب بردارید و روی افکارتان نظاره‌گر باشید:** وقتی احساس اضطراب می کنید به افکار غالب که در ذهن شما ظاهر می شوند، توجه کنید. با احساسات خود به آزادی برقصید در حالی که سعی می‌کنید افکار خود را شناسایی و مدیریت کنید. همچنین این افکار شما را از وظایف مهم منحرف می‌کنند. به آنها توجه داشته باشید و همچنین در نظر بگیرید که چگونه این افکار باعث می شوند تا احساس متفاوتی نسبت به خود داشته باشید.

2. **به احساسات توجه کنید:** از احساس خود آگاه شوید. وقتی این کار را انجام می‌دهید، خود را دوباره در کنترل افکار و احساسات خود قرار می‌دهید. حالا باید خودتان را مشاهده کنید و ببینید که چگونه افکارتان بر اینکه چگونه راجع به خودتان احساس می‌کنید تاثیر دارند. اهمیت رها کردن این افکار را به طور کلی در نظر بگیرید.

3. **تنفس عمیق:** شروع به تمرکز روی تنفس خود کنید و آگاهانه نفس های عمیقی بکشید تا خود را آرام کنید. همزمان که نفس خود را رها می‌کنید، تصور کنید که خودتان را از قدرت افکار منفی رها می‌کنید. همچنین، خودتان را در یک وضعیت بهتر، بدون اضطراب و آزاد از هر فکری که شما را تأیید نمی‌کند، تصور کنید.

4. **یک حواس‌پرتی پیدا کنید:** پس از اینکه آرام شدید، روی اولویت‌های برتر خود در طول روز تمرکز کنید و حس خوب در مورد موفقیت هایی که با انجام دادن این وظایف به دست می آیند را تصور کنید. تلاش کنید تا با هر یک از افکار غیرمنطقی که به سرتان می آید، مبارزه کنید.

5. **بیشتر به تصویر موفقیت خود فکر کنید:** خود را هم در لحظه حال و هم در آینده، خوشحال‌تر، راضی‌تر و در صلح با خودتان ببینید. به وضعیت کلی خود نگاه کنید تا همه چیزهایی که تاکنون از پس آن‌ها برآمده‌اید را در نظر بگیرید. از دستاوردهای خود خوشحال باشید و از برنامه‌های آینده برای زندگی‌تان لذت ببرید.

6. **از تاییدات مثبت استفاده کنید:** از تصدیقات مثبت یا عباراتی استفاده کنید که حال شما را بهتر کنند. به جای تسلیم شدن در برابر افکار منفی، آن‌ها را با استفاده از

تاکیدات مثبت در مورد خود و پتانسیلتان برای خوشحالی و آزادی از منفی‌گرایی، جایگزین کنید.

7. **فعالیت‌های فیزیکی داشته باشید:** ورزش کردن به طور منظم می‌تواند خلق و خوی شما را بهتر کند و روش عالی برای رهایی از ارتعاشات منفی باشد. موسیقی مورد علاقه‌تان را پخش کنید و از یک تمرین عالی لذت ببرید.

8. **با خودتان مهربان تر باشید:** با تصمیم به مبارزه با افکار منفی، از سلامت روانی خود مراقبت کنید. یک مبارز شوید و با اعلام نیت روشن برای آزادی از افکار منفی، در برابر دوقلوهای شیطانی بایستید.

9. **یک وعده جدید به خودتان بدهید:** با صدای بلند بگویید که به هیچ کس یا هیچ چیزی اجازه نخواهید داد آرامش و خوشحالی‌تان را بدزدد! اینگونه است که شما خود-دلسوزی را تمرین می‌کنید، که یک روش مهم برای شکست دادن اضطراب است.

10. **افکار و احساسات خود را یادداشت کنید:** نوشتن می‌تواند روش فوق‌العاده‌ای برای بیان افکار و احساسات شما باشد. وقتی این کار را به طور مکرر انجام دهید، راه‌حل‌هایی برای مسائل چالش‌برانگیز در زندگی‌تان پیدا خواهید کرد. این کار نشخوار فکری را در مسیر خود متوقف خواهد کرد!

نشخوار فکری را با افکار سازنده جایگزین کنید

افکاری که سازنده نبوده و تازه منفی نیز هستند، منجر به تضاد درونی می‌شوند که به واکنش‌های عاطفی منجر می‌شود که ما را ناامید می‌کنند. هرچه زمان بیشتری را صرف تأمل بر روی چیزهایی کنیم که نمی‌توانیم تغییر دهیم، اضطراب ما بیشتر خواهد شد. برای حرکت از نشخوارفکری به فکر کردن سازنده، باید قادر باشیم تا افکاری که منجر به نتایج نارضایت‌بخش می‌شوند را شناسایی کنیم تا بتوانیم آن‌ها را به جایی هدایت کنیم که به راه‌حل‌ها منجر شوند. ما باید به دنبال راه‌حل‌هایی برای نشخوار فکری خود باشیم، زیرا اینگونه به صورت کلی می توانیم زندگی‌مان را به سوی بهتر بودن تغییر دهیم (اوبراین، ۲۰۲۲). به عنوان مثال:

وقتی افکاری مانند این‌ها را داشته باشید، شروع به نشخوار فکری خواهید کرد: «کاش هرگز به آن‌ها اعتماد نمی‌کردم. من خیلی احمقم. هرگز نباید با آن‌ها درگیر می‌شدم. آن‌ها حتماً فکر می‌کنند من احمقم و مرا فریب دادند. چرا همیشه چیزهای بد باید برای من اتفاق بیفتند؟ چطور می‌توانم در محل کار با افراد دیگر کنار بیایم؟ من فقط نمی‌دانم آیا می‌توانم این کار را انجام دهم یا نه!»

این افکار منفی را به صورت سازنده تغییر دهید: «من توانایی و پتانسیل بسیار بالایی دارم تا از تمام چالش‌هایم عبور کنم. به

توانایی خودم برای غلبه بر تمام موانع اعتماد دارم. من کاملاً صالح و قادرم تا انتخاب‌های درستی داشته باشم که مرا قدرتمند سازند. نیازی نیست نگران کارم باشم. من همیشه می‌توانم مشکلات را حل کرده و از موانع عبور کنم. من صاحب سرنوشت خودم هستم و موفقیت، اعتماد به نفس و عشق را برای خودم انتخاب می‌کنم!»

پس، حالا شما می‌دانید که همیشه بین افکاری که می توانید داشته باشید، قدرت انتخاب کردن را دارید. پس وظیفه خود بدانید که به محض اینکه خودتان را در حال نشخوار فکری یافتید، انتخاب درست داشته باشید. به سادگی مکث کنید. به آنچه که دارید انجام می‌دهید فکر کنید و یک یادآوری ذهنی داشته باشید از اینکه افکار منفی در ذهن‌تان را رها کنید. آن‌ها افکار خالی بوده که به طور طبیعی غیرمنطقی و نادرست هستند. همانطور که این افکار در ذهنتان ظاهر می‌شوند، شما میتوانید تصمیم بگیرید تا آن‌ها را رها کنید و تماشا کنید که چگونه آن‌ها دور و دورتر می شوند؛ مانند ابری که در آسمان شناور است، به فاصله‌ای دور و ناشناخته محو می‌شود تا زمانی که هرگز دوباره دیده نخواهد شد!

آزمون اضطراب را انجام دهید

در اینجا یک آزمون سریع یک دقیقه‌ای اضطراب وجود دارد تا سطح اضطراب‌تان را بررسی کنید. به یاد داشته باشید، اگر اندیشه و نگرانی شما بیش از حد است، پس احتمالاً شما از اضطراب رنج

می‌برید! اگر به بیشتر این سوالات پاسخ مثبت دهید، پس باید شروع کنید تا روی افکار و احساسات خود کار کنید تا بتوانید محرک‌های خود را شناسایی کنید. سپس، شروع کنید به بازبرنامه‌ریزی ذهن خود برای سازنده‌تر فکر کردن تا منفی نگر بودن (ویلسون، ۲۰۱۹).

1. آیا در طول روز احساس اضطراب زیادی می‌کنید؟

2. آیا بیشتر از احساس راحتی با خودتان، نگرانی دارید؟

3. آیا به علت نشخوار فکری و نگرانی دچار (گیجی، فراموشی و یا عدم تمرکز) شده‌اید؟

4. آیا تعداد روزهایی که در مورد موضوعات مختلف در زندگی نگرانی دارید بیشتر از مواقعی است که نگرانی ندارید؟

5. آیا افکار غیرمنطقی دارید و احساس افسردگی می‌کنید؟

6. آیا شب‌ها خوب می‌خوابید؟

7. آیا در وسط شب با نفس تنگی و با حالت پانیک بیدار می‌شوید؟

8. آیا احساس بی‌قراری بیشتری نسبت به آرامش و صلح در درون خود دارید؟

9. آیا برای تمرکز کردن و رسیدن به کارها در مهلت مناسب مشکل دارید؟

10.   آیا خستگی یا هرگونه علائم فیزیکی استرس را تجربه
می‌کنید؟

در این فصل، ما در مورد نقش مهمی که افکار در اختلالات مربوط
به اضطراب ایفا می کنند، بحث کردیم. در بخش بعدی، ما به
روش هایی برای مدیریت بهتر پاسخ های خود به موقعیت های
استرس زا خواهیم پرداخت.

2. کنترل واکنش

هنگامی که اضطراب تجربه می‌کنیم، زمان زیادی را به تفکر در مورد آنچه در گذشته برای ما اتفاق افتاده یا ممکن است در آینده برای ما رخ دهد، می‌گذرانیم. ما همچنین زمان زیادی را صرف فکر کردن به این می‌کنیم که اگر آینده نگری کافی داشتیم، چگونه «می‌توانستیم» کارها را متفاوت تر انجام دهیم. ما تمایل داریم به تفکر بیش از حد در مورد موقعیت‌های زندگیمان بپردازیم و طبیعتا انتخاب‌هایمان نیز با پشیمانی همراه خواهند بود. این طرز فکر است که منجر به افزایش اضطراب، استرس و افسردگی می‌شود. ما اکنون یاد گرفته‌ایم چگونه روی ذهن و افکارمان کار کنیم تا شروع به ایجاد تغییرات معنادار کنیم و از وقایع دردناک گذشته رها شویم. همچنین راه‌های مهمی برای جلوگیری از رنج های عاطفی یاد گرفته‌ایم. با متوقف کردن باورهای غیرمنطقی که ناشی از احساس ترس است، می‌توانیم تجربه ناراحتی و رنج عاطفی را برای خودمان از بین ببریم. همچنین می‌دانیم که باورهایمان، تا حدودی، اضطراب را در زندگی‌مان ایجاد می‌کنند — خصوصا زمانی که محدودکننده باشند و ارزش ما را کمتر از خود واقعی نشان دهند.

باید از تمام افکاری که با "باید می‌کردم، می‌توانستم این کار رو انجام بدهم، و می‌خواستم انجام بدم" شروع می‌شوند، اجتناب شود؛ چرا که قطعاً شما را مجبور می‌کند تا حسرت بخورید و همیشه پشیمان باشید. احساساتی که به حسرت مرتبط هستند، در درازمدت، ناراحتی و اضطراب عاطفی ایجاد می‌کنند. حسرت از آن دسته از مسائلی است که ما را از درون حقیر و کوچک می‌کند. از سوی دیگر، پذیرش خودمان، نقش مهمی در توانمندسازی ما دارد. حتی وقتی احساس پشیمانی می‌کنیم، باید بپذیریم که کاری از دستمان برنمی‌آمده تا چیزهایی که در گذشته رخ داده‌اند را تغییر دهیم. ما می‌توانیم رفتارمان را بهبود بخشیم تا مطمئن شویم برای مقابله با چالش‌های جدید بهتر آماده‌ایم بدون اینکه جایی برای بیشتر شدن احساس اضطراب در زندگی‌مان باز کنیم. اصلاح رفتار، هنری است که ما هنگام تمرین خوداندیشی، خودمراقبتی، و خوددلسوزی یاد می‌گیریم. بنابراین، جنبه دیگری از رفتارمان که باید از آن آگاه باشیم، واکنش ما به همه چیزهایی است که در زندگی‌مان رخ می‌دهد. این موضوع همچنین عواقبی نیز دارد— زیرا برخی از آن‌ها چیزهایی هستند که ما باید برای مدت زمان بسیار طولانی با آنها زندگی کنیم.

واکنش‌های احساسی فوری و آنی ما در موقعیت‌های دشوار می‌توانند عواقب مخرب و دائمی در زندگی‌مان داشته باشند. به همین دلیل است در حال حاضر و آینده، تمرین کنترل واکنش هایمان در موقعیت‌های سخت بسیار مهم است. این مسئله

درست مثل انتخاب سلامتی به جای بیماری است. اضطراب مزمن یکی از دلایل اصلی بیماری‌های جسمی است. هنگامی که پاسخ فرار یا مبارزه توسط استرس و اضطراب فعال می‌شود، بدن ما با هورمون‌های استرس پر می‌شود. این حالت برانگیختگی دائمی که در ناحیه آمیگدالای مغز رخ می‌دهد، منجر به مشکلات سلامت جسمی می‌شود. به عنوان مثال، استرس مزمن به عنوان یکی از دلایل بیماری قلبی، فشار خون بالا، افزایش وزن، دردهای عضلانی، اختلالات گوارشی و ضعف سیستم ایمنی ذکر شده است (چری، 2022).

در مرکز درک نیاز به کنترل احساسات‌مان، واقعیت اثبات‌شده‌ای نهفته است که ما می‌توانیم به راه‌حل بهتری برسیم. ما این موفقیت را زمانی به دست می‌آوریم که یاد بگیریم چگونه بدون عواقب منفی برای سلامت روانی، عاطفی، و جسمی‌مان، از موقعیت‌های دشوار عبور کنیم. ما به طور مداوم در معرض محرک‌های خارجی قرار داریم که بر افکار، احساسات و عواطف‌مان تأثیر می‌گذارند. وقتی تصمیم می‌گیریم بیش از حد به موقعیت‌ها، واکنش نشان دهیم، عواقب منفی دارد و همچنین می‌تواند منبعی برای اضطراب، استرس، و افسردگی باشد. از سوی دیگر، هنگامی که یاد می‌گیریم چگونه احساسات خود را بهتر تنظیم کنیم، کنترل بیشتری بر همه موقعیت ها، عزت نفس قوی تر، استقلال بیشتر و بهبود روابط بین فردی را تجربه می کنیم (الیجا، 2015)

چگونه واکنش بیش از حد، همه چیز را برای مایکل تغییر داد

وقتی مایکل ۷۴ ساله با زنی که دوستش داشت، به صورت آنلاین آشنا شد، او از چندین جهت به او جذب شده بود. هوش، شوخ طبعی و حساسیت او از همان لحظه‌ای که شروع به ارتباط کردند، قلب او را تسخیر کرده بود. ونسا ۳۰ سال از او کوچک‌تر بود و علاقه‌مند به او شده بود — ابتدا برای شناخت بهتر او، باید بگیم که آنها در حین یک بحث در مورد شفابخشی در پلتفرم زوم با یکدیگر ملاقات کرده بودند. این موضوع، یک علاقه متقابل بود که آنها به اشتراک گذاشتند و این همان چیزی است که باعث شد تا هر دو آنها در یک وبینار آنلاین ثبت نام کنند.آنها یکدیگر را در یک جلسه گروهی جداگانه پیدا کردند و بلافاصله از هم خوششان آمد. هیچ‌کدام از آنها برای جذابیت و گیرایی که بینشان پدید آمده بود آماده نبودند، اما هر دو می‌خواستند تعامل خود را فراتر از وبینار ادامه دهند. آنها در کشورهای مختلفی زندگی می‌کردند، بنابراین دوستیابی آنلاین برای هر دوی آنها تازگی داشت، اما با این حال، هر دو می‌خواستند جاذبه مشترک‌شان را کاوش کنند.

مایکل در منطقه روستایی بوکینگهمشایر در بریتانیا زندگی می‌کرد، در حالی که ونسا در ریچموند، ایالات متحده آمریکا ساکن بود. همزمان که آنها به تعامل با یکدیگر ادامه دادند، تصمیم گرفتند

که آنها جفت کاملی برای میزبانی بیشتر بحث‌های آنلاین در مورد شفابخشی با استفاده از درمان‌های طبیعی هستند. آنها به توافق متقابل رسیدند که هر دوی آن ها، مکمل یکدیگر هستند و می توانند یک شراکت کاری داشته باشند. آنها همچنین در مورد جاذبه‌شان به یکدیگر صحبت کردند و خواستند یکدیگر را بهتر بشناسند. با این حال، به محض اینکه ونسا شروع کرد تا جزئیاتی در مورد معشوق سابقش برای مایکل تعریف کند؛ او واکنش نشان داد. تعریف کردن این جزئیات بخاطر اصرار مایکل بود و اصلا بخاطر همین، ونسا در مورد مسائل گذشته‌اش در رابطه قبلی‌اش صحبت کرد. اما مایکل در زمان شنیدن حرف های ونسا و احساسات او به رابطه قبلی اش به شدت حسادت می کرد و احساس ناامنی داشت شد . او همچنین ایده وتوهم آمیزش را باور کرد که شاید ونسا هنوز هم عاشق او باشد؛ بخاطر اینکه همه چیز راجع به تیم،عاشق و شریک قبلی‌اش را یادآور شده بود.

احساسات مایکل شامل حسادت و شک بودند. این احساسات کاملاً بی‌اساس بودند، اما با این حال مایکل احساس خیانت عمیقی داشت؛ چرا که ترس‌های بیشتری در سرش بود، مبنی بر اینکه ونسا به او دروغ می‌گوید و هنوز هم عاشق تیم است. او احساس ناامنی عمیقی داشت و نمی‌توانست ترس‌ها و تردیدهایش را مستقیماً به او بیان کند. به جای آن، او با بی‌توجهی به ونسا، روی خود را از او برگرداند و تصمیم گرفت با پاسخ ندادن به ایمیل‌ها یا پیام‌های متنی، از او فاصله بگیرد. علی‌رغم اینکه آنها یک شراکت کسب و

کاری نیز برقرار کرده بودند، مایکل کاملاً ونسا را کنار گذاشت و سه سال ناامیدی و درد عاطفی فزاینده را برای هر دوی آنها به راه انداخت. ونسا که در ابتدا نمی دانست چگونه باید واکنش نشان دهد، فقط صبورانه منتظر ماند تا مایکل در زمانی که آماده بود، ارتباطات را از سر بگیرد. با این حال، پس از یک سال کامل نادیده گرفته شدن، ونسا متوجه شد که وقت آن رسیده است تا با مایکل روبرو شود، چرا که او برنامه‌هایی برای کسب و کار آنلاین‌شان ریخته بود و ساعت‌ها بر روی این طرح کار کرده بود.

سرانجام وقتی ونسا شجاعت به خرج داد و تصمیم گرفت با او روبرو شود، مایکل احساس شرمساری و خجالت عمیقی کرد. ونسا عصبانی بود و در بیان افکار و احساساتش هیچ درنگی نکرد. در آن لحظه بود که مایکل متوجه شد که تا به حال با کسی ملاقات نکرده که به اندازه ونسا، توجه او را جلب کند

او عمیقاً از رفتار خود و نتیجه گیری سریع در مورد ونسا احساس پشیمانی کرد و حالا دید که چقدر ناعادلانه قضاوت کرده بوده است. او همچنین به شدت شرمنده بود که به احساساتش اجازه داد تا او را تحت تأثیر قرار دهند. با این حال، ونسا از نظر روانی از هر نوع دوستی یا ارتباط با مایکل دل کنده بود و کاملاً او را رها کرده و در ذهن خود تصمیم گرفته بود که دیگر هرگز در آینده با او درگیر نشود. او می‌خواست تا این ماجرا تمام شود و با تصمیم گرفته بود که او را به طور کامل از زندگی اش حذف کند.

او نمی‌توانست افکار مبتنی بر ترس خود را به ونسا منتقل کند. همین چیز باعث شده بود که مایکل از پیشرفت در یک فرصت کسب و کار سودآور و یک رابطه احتمالاً رضایت‌بخش باز بماند، چرا که آنها هر دو چیزهای زیادی با هم مشترک داشتند. وقتی صحبت ونسا تمام شد به او فرصتی برای پاسخ دادن نداد. او احساس می‌کرد که او پس از دادن بی‌توجهی به او برای مدت زمان طولانی، شنیدن حرف های مایکل عادلانه نیست. روبرو شدن با او و بیان درد و ناامیدی‌اش، برای ونسا مسئله ای بود که تمام شده بود. اما برای مایکل، زخمی بسیار دردناک از گذشته‌اش را گشود. او توسط شریک قبلی خیانت دیده بود و هنوز از آن درد رها نشده بود. او هنوز هم به خاطر عدم حضور و رفتار توهین آمیز با ونسا عمیقاً از خود شرمنده بود. این یک درس مهم برای مایکل بود که باید یاد می‌گرفت، اما هنوز بسیار سخت بود که با آن کنار بیاید.

واکنش بیش از حد به هر مشکلی، اوضاع را بدتر می‌کند. همچنین استرس و اضطراب بیشتری برای تمام طرف‌های درگیر ایجاد می‌کند. انتخاب پاسخ‌های بهتر به جای واکنش‌های احساسی منجر به نتایج بهتری خواهد شد. اگر به شش ماه گذشته زندگی خود فکر کنید، چند بار بیش از حد واکنش نشان داده‌اید؟ و آیا هنوز هم اینطور هست که حتی به چیزهای کوچک بیش از حد واکنش نشان بدهید؟ وقتی ما بیش از حد واکنش نشان می‌دهیم، استرس بیشتری برای خودمان و دیگرانی که تحت تأثیر واکنش‌ها و رفتارمان قرار می‌گیرند، ایجاد می‌کنیم. همانطور که درباره رفتار

گذشته‌تان تأمل می‌کنید، به آنها با دید مثبت نگاه کنید ؛بدون اینکه خودتان را بیش از حد قضاوت کنید. ما فقط برای یادگیری و درس گرفتن باید گذشته را یادآور شویم، تا واکنش‌هایمان را اصلاح کنیم، نه اینکه خودمان را شرمنده کنیم!حتی زمانی که موقعیت‌ها نیاز به قاطعیت بیشتری دارند، می‌توانید این کار را به گونه‌ای انجام دهید که احساسی به نظر نرسد.

راه‌های ساده برای جلوگیری از واکنش بیش از حد

همه ما احساسات شدید را تجربه کرده‌ایم و واکنش تکانشی نشان داده‌ایم. در کودکی، واکنش غیرارادی در طبیعت ما است و کنترل بسیار کمی بر احساسات خود داریم. در بزرگسالی، برخی از ما زمانی که توسط چیزی تحریک می‌شویم، ممکن است بخاطر یک رویداد در گذشته،خستگی، گرسنگی یا استرس در وضعیت ذهنی خوبی نباشیم، دچار مشکل شویم. واکنش بیش از حد، بیشتر زمانی اتفاق می‌افتد که ما استرس داریم یا احساس عصبانیت یا اضطراب نسبت به مسائل حل‌نشده در زندگی‌مان داریم. عصبانی شدن، مسئله کاملا طبیعی است. احساس ناراحتی و کاملاً ناامید شدن در زمان‌هایی که چیزها طبق میل ما پیش نمی‌روند، طبیعی است.

محرک ها هر چه که باشند، می توانید احساسات خود را تحت کنترل درآورید و واکنش خود را به هر موقعیت چالش برانگیزی بهبود بخشید.گاهی اوقات، واکنش بیش از حد می‌تواند سیستم هشداردهنده‌ای باشد که به شما می‌گوید، چه چیزی برایتان مهم

است. با این حال، واکنش بیش از حد می‌تواند آسیب بیشتری نسبت به فایده‌اش داشته باشد. به همین دلیل است که یادگیری چگونگی بهتر ابراز کردن احساساتتان و حذف کردن واکنش‌های بیش از حد تا حد امکان مهم است. در اینجا نحوه کاهش واکنش های بیش از حد و طغیان های عاطفی آمده است(ماکین، 2022).

درک محرک‌های خود

محرک چیزی است که از درون ما رخ می‌دهد. این محرک ما را به سرعت به واکنش بیش از حد سوق می‌دهد. محرک می‌تواند به چیزی مرتبط باشد که شما در گذشته، بسیار زیاد تجربه کرده‌اید. به عنوان مثال، ممکن است هر زمان که نظر خود را در بحث‌های شخصی یا کاری ارائه داده‌اید، کاملاً توسط دیگران نادیده گرفته شده باشید. در چنین مثالی، وقتی مردم تمایل ندارند به آنچه شما می‌گویید گوش دهند، واکنش دادن احساسی به نظر بسیار آسان‌تر می‌آید. برای پیدا کردن محرک‌های خود، به وقایع اخیر در زندگی‌تان که منجر به واکنش‌های بیش از حد شده فکر کنید و از خودتان سوالات زیر را بپرسید:

- آیا به دلیل اتفاق مشابهی که در گذشته برایتان رخ داده، بیش از حد واکنش نشان داده‌اید؟

- آیا انواع خاصی از افراد باعث عصبانیت شما می‌شوند؟

- آیا به مشکلات خاصی که پیش می‌آیند، بیش از حد واکنش نشان می‌دهید؟

- آیا هنگامی که توسط یک محرک، بیش از حد واکنش میدهید، علائم فیزیکی خاصی را تجربه می‌کنید؟

گامی به عقب بردارید تا مکث و تأمل کنید

واکنش‌های بیش از حد به سادگی که به نظر می‌رسند، نیستند. آن‌ها نیاز به تفکر دارند. وقتی خودتان را آماده یک واکنش احساسی قوی و ناخوشایند به چیزی می‌یابید، بهترین کار این است که مکثی کنید تا بتوانید عمیق‌تر به مسئله بپردازید. گاهی اوقات، واکنش بیش از حد به چیزی ممکن است مربوط به ترومای گذشته بوده و یا نشانه‌ای از این باشد که در حال حاضر اتفاقات بیشتری را دارید تجربه می کنید. معمولاً، واکنش‌های قوی بخاطر تجربه ترومای گذشته است. این راهی است که ما انتخاب می‌کنیم تا احوال خودمان را در ارتباط با تروما بیان کنیم. ممکن است شما به خود اجازه ندهید که به یک آسیب گذشته نزدیک شوید یا ممکن است در هنگام وقوع تروما به اندازه کافی احساسات خود را ابراز نکرده باشید.

بنابراین، مکث کردن، گامی به عقب برداشتن و عدم واکنش فوری، کمک‌کننده است. اگر با احساسات فشارآور مبارزه می‌کنید، احساسات این‌گونه، طبیعی و قابل درک است چرا که مسائل

حل‌نشده‌ای در جریان هستند. همه افراد مسائل حل‌نشده دارند. آن‌ها در ضمیر ناخودآگاه ما وجود دارند. به جای مبارزه با احساسات سرسخت، آرام باشید و به آنچه این احساسات به شما منتقل می‌کنند، گوش دهید.محبوس نگه داشتن احساسات در درون شما کار صحیحی نیست. اجازه دهید تا با آزاد کردنشان هنگامی که به دنبال درک عمیق‌تری از دلیل احساسات‌تان هستید، از شما خارج شوند. وقتی احساس سرشار بودن از احساسات فشارآور می‌کنید، می‌توانید موارد زیر را انجام دهید:

- اگر سعی می کنید از یک درگیری تمام عیار اجتناب کنید، مکث کنید و خود را معذور کنید.

- چند نفس عمیق بکشید و چند لحظه مدیتیشن را تمرین کنید تا آرام شوید.

- زمانی را برای مدیتیشن در مورد مسائلی که عامل واکنش عاطفی و برانگیختگی هستند، اختصاص دهید.

- به طور عمیق در مورد مسائل فکر کنید.

- به گذشته خود نگاه کنید و از خودتان بپرسید آیا مسائل حل نشده‌ای وجود دارند و این مسائل چه هستند.

- عمیق‌تر به احساسات خود فرو بروید تا روی احساسات و دلایل آن‌ها تأمل کنید.

- اگر می‌توانید، دیدگاه و نظر دیگری پیدا کنید یا راه‌هایی برای بیان احساسات بدون آسیب رساندن به دیگران در فرایند واکنشتان پیدا کنید.

- به خودتان یادآوری کنید که وقتی بیش از حد واکنش نشان می‌دهید، شانس ضعیف کردن خود را دارید.

- گزینه‌های دیگری برای خود در نظر بگیرید. از خودتان بپرسید به جای واکنش احساسی چه کاری می‌توانید انجام دهید که نتیجه بهتری در بلندمدت به دنبال داشته باشد.

- پس از اینکه جایگزین‌هایی پیدا کردید، از خودتان بپرسید چگونه می‌توانید چیزها را به نفع خود تغییر دهید تا احساس بهتری نسبت به انتخاب‌های منطقی که می‌کنید، داشته باشید.

- در نظر بگیرید که چگونه واکنش‌های بیش از حد شما بر روابطتان تأثیر می‌گذارند و به این فکر کنید که چه احساسی در شما ایجاد می‌کند.

- در مورد اینکه چگونه واکنش‌های بیش از حد یا بالقوه بیش از حد شما می‌توانند بر شهرت حرفه‌ای و کار شما تأثیر بگذارند، فکر کنید.

یاد بگیرید چگونه خوددلسوزی را تمرین کنید

تمرین خوددلسوزی می‌تواند روشی بسیار مفید برای مدیریت احساسات قوی شما باشد. به جای سرزنش خود برای واکنش بیش از حد یا قرار گرفتن در آستانه واکنش بیش از حد، نسبت به خود مهربان‌تر باشید. به خودتان یادآوری کنید که شما شایسته آرامش هستید و واکنش بیش از حد می‌تواند وضعیت را برای شما هم بدتر کند. حتی اگر چندین بار بیش از حد واکنش نشان داده‌اید، به خودتان مهربان‌تر باشید—اشکالی ندارد. می توانید همین الان آن را رها کنید. در اینجا برخی نکات برای کمک به شما در تمرین خوددلسوزی در زمان‌های چالش‌برانگیز آورده شده است:

همیشه با مهربانی با خودتان رفتار کنید.

به خودتان بگویید که شما شایسته بهترین‌ها هستید و نیازی به هدر دادن انرژی خوب با دادن واکنش‌های احساسی فشارآور نیست.

در مورد اینکه واکنش بیش از حد شما چگونه بر روان شما و دیگران تأثیر خواهد گذاشت، فکر کنید.

در مورد اینکه این واکنش ها، چگونه بر روابط آینده شما با همکاران یا کسانی که دوست‌شان دارید، تأثیر خواهد گذاشت، فکر کنید.

شما مجبور نیستید احساسات خود را برای کسی توجیه کنید. به سادگی تصمیم بگیرید و علیرغم احساسات شدیدی که ممکن است برای شما ایجاد شود، به روشی سازنده تر پاسخ دهید.

همیشه به خاطر داشته باشید که ما همه گاهی اوقات اشتباه می‌کنیم و همه ما شایسته بخشش هستیم.

به خاطر داشته باشید که واکنش‌های بیش از حد، بخشی از وجود یک انسان و بخشی از زندگی است، اما نباید تنها گزینه شما برای حل مسائل باشند.

اگر احساس می‌کنید خیلی خسته هستید، برای مدیریت بهتر احساسات یا صحبت در مورد مسائل عمیق‌تری که بر شما تأثیر می‌گذارند، از یک متخصص کمک بگیرید.

هر روز زمانی را برای شروع تمرین بیشتر مهربانی به خود اختصاص دهید. ممکن است زمانی را برای مدیتیشن، ورزش یا یادداشت افکار و احساسات خود اختصاص دهید.

از تصویرسازی مثبت برای رسیدن به آرامش استفاده کنید

شما می‌توانید از تخیل خود برای کاهش احساسات فشاراور استفاده کنید. خودتان را در یک مکان راحت، آسان و زیبا تصور کنید. اگر از طرفداران اقیانوس هستید، پس تصور کنید که همین حالا در جای مورد علاقه‌تان هستید، در حالی که عطر اقیانوس را استشمام می‌کنید و از دیدن مرغان دریایی لذت می‌برید. مکان مورد

علاقه‌تان را با تمام جزئیات ممکن تصویر کنید. شاید شما در حال حاضر روی یک کشتی کروز هستید و از تماشای اقیانوس که در مقابلتان است، لذت می‌برید؛ در حالی که کوکتل مورد علاقه‌تان را می‌نوشید. وقتی احساس راحتی بیشتری کردید، چند نفس عمیق بکشید و با هر نفس تصور کنید که عشق، آرامش و رضایت را استنشاق می‌کنید و استرس، ترس و منفی‌بینی (از جمله احساسات فشارآور که برایتان پیش آمده است) را بازدم می‌کنید.

چند تا از آهنگ های مورد علاقه تان را پخش کنید

موسیقی راهی شگفت‌انگیز برای تغییر جهت توجه شماست. اگر یک ساز می‌نوازید، آن را بردارید و یک یا دو آهنگ بنوازید تا زمانی که احساس کنید حواس‌تان به احساسات کفشارآور و منفی کمتر می‌شود و بیشتر هماهنگ با موسیقی‌ای که می‌نوازید یا به آن گوش می‌دهید، هستید. واقعاً در موسیقی غرق شوید و از آن لذت ببرید. ذهن خود را از نگرانی و استرس رها کنید و در لحظه باشید.

جلب توجه شما به لحظه حال، همان چیزی است که تمرین آگاهی کامل فرض می شود. پخش کردن موسیقی به ذهن شما فرصت استراحت از درد تفکر مداوم، قضاوت، تحلیل و نگرانی یش از حد را می‌دهد. وقتی شما در حال ساخت موسیقی هستید یا به موسیقی فکر می‌کنید، شما قادر خواهید بود به طور واضح‌تری فکر کنید و راه‌حل‌های بهتری ارائه دهید.

در این فصل، ما آموختیم که آرامش واقعی از توانایی کنترل واکنش‌هایمان به موقعیت‌هایی که احساسات فشارآور را تحریک می‌کنند به دست می‌آید. با این حال، به خاطر داشته باشید که کنترل واکنش هایمان، فقط یک لایه راه‌حل های مختلف برای یافتن آرامش عمیق‌تر است. در فصل بعد، ما عمیق‌تر به اهمیت پرورش آگاهی بیشتر خواهیم پرداخت.

3. آگاهی

نقطه عطف

"من کی هستم؟" این سوالی بود که جسیکا و دوستانش در طی یک کارگاه درباره تحول شخصی، بررسی می کردند. این کارگاه نقطه عطف نام داشت. جسیکا به امید اینکه بتواند عمیق تر درون خود را بشناسد و به خودشناسی برسد و در مسیری که باید در زندگی‌اش طی کند، برسد؛ به این کارگاه پیوست. او امیدوار بود به لحظه ای از تعالی برسد تا از درون خود الهام بگیرد و معنای عمیق تری در زندگی خود بیابد. او به طور غریزی احساس می‌کرد که چیز بیشتری در درون او وجود دارد. جسیکا می‌خواست از محیط خود فراتر رود تا با خود جاودانه‌اش، یعنی روح خود ارتباط برقرار کند. او زمانی که متوجه شد از همه افراد زندگی اش جدا شده است، شروع به کشف معنویت کرد. او احساس خلأیی می‌کرد که او را سردرگم می‌کرد. انگار که در حال لغزیدن به آن فضای هیچ بود.

اضطراب او از آنجا شروع شده بود که جسیکا این روزها خودش را به سختی می‌شناخت و احساس قطع ارتباطی با زندگی‌ای که در حال ساختنش بود، داشت. زندگی‌اش از نظر روحی با او همنوا نبو و هیچ هیجان، شور و شعفی در روحش وجود نداشت. او آن طور که می خواست احساس زنده بودن نمی کرد. این دلیلی بود که او

تصمیم گرفت معنویت خود را کشف کند.در این فرایند، او در حین جستجو برای راه‌هایی به منظور کاوش ابعاد درونی خودش، با مدیتیشن آنلاین آشنا شد. مدیتیشن به او کمک کرد تا خوداندیشی کند و در نتیجه، او خودش را بسیار بیشتر کشف کرد. جسیکا دریافت که مدیتیشن ذهن به او کمک می‌کند تا آگاهی‌اش را بیشتر به لحظه حال بیاورد. جسیکا در تلاش بود تا از اضطرابی که در آن گیر کرده بود، رها شود.

مدیتیشن به نظر راه خوبی برای رهایی از استرس و فرار از واقعیت فعلی‌اش می‌آمد. زمانی که او روی تنفسش تمرکز می‌کرد، احساس آرامش می‌کرد و به خود اجازه می‌داد تا با جریان نفسش همراه شود، با امید به اینکه این جریان او را به مکانی جادویی در درونش ببرد، جایی که خود واقعی‌اش پنهان شده بود. مانند آلیس در سرزمین عجایب، جسیکا احساس می‌کرد که "او دیگر نمی‌تواند به دیروز برگردد چرا که امروز او شخص متفاوتی بود."

جسیکا در سن 28 سالگی نمی‌توانست تصور کند که بقیه عمرش را در یک بانک کار کند، آن هم با چشم‌انداز کمی برای کشف مهارت‌های نویسندگی و عکاسی فوق‌العاده‌اش. با این حال که او شغل دائمی داشت که بسیاری به آن حسادت می‌کردند؛ احساس می‌کرد که چیزهای بیشتری در او وجود دارد و می‌خواست گزینه‌های دیگری را که با روح او همنوا بودند، کاوش کند. او احساس گیر افتادگی در شغلش می‌کرد؛ زیرا از قبل مهارت‌هایی

داشت و هنوز نمی‌دانست چگونه باید به سمت عکاسی حرفه‌ای حرکت کند. همچنین، او توسط خانواده و دوستانش که عکاسی و نویسندگی را بیشتر به عنوان یک سرگرمی تا یک شغل بلندمدت امن در نظر می‌گرفتند، دلسرد شده بود.

جسیکا متقاعد شده بود که باید کاری را که دوست دارد را انجام دهد و حقوق و دستمزد خوبی هم بگیرد. او می‌دانست که در او چیز بیشتری وجود دارد و دیگر نمی‌خواست پشت یک میز گیر افتاده باشد. او می‌خواست با یک دوربین در یک دست و دفترچه‌ای در دست دیگر سفر کند. و بخاطر همین از اینکه تصمیم گرفته بود در این کارگاه شرکت کند، خوشحال بود. جسیکا احساس می‌کرد که به یک نقطه عطف مهم در زندگی‌اش رسیده است.

سفر به درون

خودشناسی یک سفر مداوم است. در طول زندگی، شما نقش‌های مختلفی را به عهده خواهید گرفت و گاهی اوقات ممکن است احساس کنید که اصلا خودتان نیستید. با این حال، زمان‌های دیگری نیز وجود دارد که احساس می‌کنید بسیار شبیه به خودتان هستید. ما به عنوان انسان‌ها دائماً در حال تکامل هستیم. یکی از محبوب‌ترین نقل‌قول‌ها از کتاب "آلیس در سرزمین عجایب" نوشته لوئیس کارول زمانی به ذهن می‌آید که در مورد سفر درونی

خود فکر می‌کنیم: "من در دنیا کی هستم؟ آه، این معمای بزرگ است." این معماست که باید آن را قطعه قطعه کنار هم قرار دهیم: اینکه واقعاً کی هستیم و نه فقط چه چیزی شده‌ایم. همیشه چیزهای بیشتری برای ما وجود دارد؛ به همین دلیل است که مهمه تا بر روی گسترش آگاهی خود ادامه دهید و در حالت ایده آل، اینگونه است که می توانیم اضطراب و سایر مسائل مربوط به سلامت روان را شکست دهیم.

اضطراب همچنین ناشی از قطع ارتباط با خود واقعی ما است. این موضوع می‌تواند موجب ناراحتی ما باشد و همچنین منجر به اعتماد به نفس پایین شود که ما را هدف آسانی برای افسردگی قرار می‌دهد. همانطور که در داستان جسیکا کشف کردید، اضطراب و استرس ممکن است مرتبط به نحوه زندگی باشد که مورد علاقه روح و خصوصیات اخلاقیمان نباشد. او خودانتقادگر نبود، بلکه می‌پرسید چرا احساس می‌کند تا این حد از هویت واقعی خود دور است. ندانستن اینکه ما واقعاً چه کسی هستیم، یک بحران شخصی است و وقتی آن را زیر سوال می‌بریم، اضطراب می‌تواند از آنجا شروع شود، به خصوص اگر اجازه دهیم افکار منفی مربوط به هویت، خود ما را فرا بگیرد. با این حال، این افکار نشانه‌ای از رشد است. به این معنی است که ما شروع به فهمیدن اهمیت داشتن یک هویت قوی می‌کنیم. سفر خوداندیشی بر پایه شناخت بیشتر و عمیق‌تر از خودتان است.

این سفر می‌تواند عزم شما را برای بهبود کیفیت زندگی‌تان تقویت کند. خوداندیشی یک مشارکت مثبت است، زیرا باعث می‌شود اعتماد به نفس و عزت نفس شما بنا شود، در حالی که عدم اطمینان، استرس و اضطراب را کاهش می‌دهد. خوداندیشی با رفتن به مکانی آرام و گوش دادن به گفتگوی درونی خود برای تعیین اینکه چه چیزی در زندگی می‌خواهید و چه چیزی به شما شادی، خوشبختی و رضایت درونی می دهد، همراه است. بسیاری از افراد همچنین سفر خوداندیشی را به عنوان فرایندی برای برقراری ارتباط با روح—نیروی حیات درونی که در نهایت به عنوان منبع الهام خودتان عمل می‌کند، در نظر می‌گیرند. خوداندیشی راهی عالی برای کشف دوست داشتنی‌ها و ناخوشایندهای شما، علایق شخصی، منابع الهام، همچنین باورهای شخصی، ارزش‌ها و آرزوهایتان است.

پس، از طریق این فرایند خوداندیشی، ما می‌توانیم نقشه‌ای از منظره‌های درونی یا ابعاد درونی خود توسعه دهیم. وقتی ما به این حوزه وارد شویم، زندگی‌مان شروع به تغییر بیشتر به سمت چیزهایی خواهد کرد که به طور شخصی برای ما ارضا کننده هستند. افزایش خودآگاهی می‌تواند تغییرات بسیاری در چشم‌اندازهای شما ایجاد کند. وقتی خوداندیشی بیشتری داشته باشید، ذهن خود را به احتمالات جدید باز می‌کنید و دیگر در محدوده درک محدودتان گیر نمی کنید و درک شخصیتان را گسترش خواهید داد. در اینجا برخی از مزایای خود انعکاس وجود دارد. در اینجا برخی از مزایای

خوداندیشی که توسط متخصصان مراقبت‌های بهداشت روانی شناسایی شده‌اند را آورده ایم : (گوپتا، 2023):

هویت شخصی شما را می‌سازد: هرچه بیشتر وقت خود را در اندیشه و بازاندیشی بگذرانید، هویت شما محکم‌تر خواهد شد. شناختن خود، چیزهایی که شما را تحریک و الهام می‌بخشند، و چیزهایی که شما را به چالش می‌کشند و ناراحت می‌کنند، کلیدی برای ایجاد ثبات بیشتر در زندگی‌تان است.

تقویت توسعه شخصی: با ارتباط منظم با نقاط قوت و ضعف خود، می توانید زمینه های رشد و توسعه را شناسایی کنید.

بهبود خودکنترلی: زمانی که خودتان را بشناسید؛ احتمال کمتری وجود دارد که هنگام روبرو شدن با چالش‌ها از کوره در بروید. وقتی خودتان را می‌شناسید و دوست دارید، شما کاپیتان روح خود و استاد سرنوشت خود خواهید شد.

بهبود مهارت‌های ارتباطی: شما قادر خواهید بود افکار، احساسات و عقاید خود را با اعتماد به نفس و وضوح بیشتری بیان کنید.

هماهنگی بهتر با ارزش‌های اصلی شما: وقتی می‌دانید که شما چه چیزی هستید و چه چیزی شما را منحصر به فرد می‌کند، شما انتخاب‌های خود را بیشتر با ارزش‌ها و باورهایتان هماهنگ خواهید کرد.

پذیرش مسئولیت بیشتر: ما نسبت به خودمان بیشتر پاسخگو می‌شویم تا نتایج مطلوبی که می‌خواهیم در زندگی‌مان مشاهده کنیم، تجلی یابند.

زمانی که خوداندیشی بی ثمر می‌شود

خوداندیشی به معنای آگاهی بیشتر از گفتگوی درونی و حرف‌هایی است که به خود می‌زنید. این موضوع زمانی مفید است که مثبت باشد - به عبارتی، زمانی که شما تشویق‌کننده زندگی خود هستید و روزانه فنجان وجودتان را با گفتگوهای درونی الهام‌بخش و بالا برنده پر می‌کنید - در این صورت، احساس عالی نسبت به خود خواهید داشت و به بزرگترین متحد خود تبدیل می‌شوید. اما، زمانی که بیش از حد خود را مورد نقد قرار دهید و حتی خودتنفری کنید، دعوت‌نامه‌ای برای اضطراب و افسردگی به زندگی خود فرستاده‌اید. بنابراین باید به درون خود یا زندگی درونی‌تان به مثابه یک نیروی مثبت فکر کنید. به همین دلیل است که بسیاری از افراد می‌توانند در زمان مراقبه، روابط خود با خویشتن‌شان را تقویت کنند. مراقبه، آرامش و شفافیت به همراه می‌آورد و به ما کمک می‌کند از ذهن ناخودآگاه جدا شویم یا به ناظری بی‌طرف تبدیل شویم. مراقبه و کشیدن نفس های عمیق، راهی قدرتمند برای قطع ارتباط با گفتگوهای درهم و برهم ذهنیتان است. مراقبه به شما کمک می‌کند تا بیشتر در لحظه حضور داشته باشید.

وقتی متوجه شدید که درگیر یک نبرد درونی با خودتان هستید که در آن انتقاد از خود به جای آرامش، صلح و الهام، یک نیروی غالب است؛ پس این ضمیر ناخودآگاه شما است که شما را به پایین می کشد. این نشانه‌ای است که باید شروع کنید به غلبه بر با باورهای محدودکننده و گفتگوهای درونی منفی و آزاردهنده؛ همانطور که در فصل 1 بحث شد. شما آنچه فکرهای منفی به شما تلقین میکنند، نیستید و در هر زمان، می‌توانید با افکاری که اضطراب را در زندگیتان ایجاد می‌کنند، قطع ارتباط کنید. مسئله صرفاً انتخاب حذف آن افکار محدود کننده است. پس، خوداندیشی زمانی ناسالم می‌شود که با پرداختن به افکار منفی به خودتان آسیب می‌زنید.همیشه به دنبال نسخه ای آرام تر و معتبرتر در درون خود باشید. این نشان دهنده واقعی توانایی های ما است. شما در درون خود یک منتقد، یک تشویق کننده و یک استاد خردمند دارید.

تخمین زده می شود که ما می توانیم حداقل 60000 فکر در روز در ذهنمان داشته باشیم. بنابراین، مدیریت افکار و احساسات غالب خود مهم است. وقتی انرژی شما بر اساس افکار خود انتقادی تغییر می‌کند، تصمیم بگیرید با رها کردن، فورا آن‌ها را تغییر دهید. همچنین، به افکار اغراق‌آمیز درباره خودتان توجه کنید. وقتی در موقعیتی اغراق می‌کنید و به خودتان احساس بدتر از آنچه استحقاق آن را دارید،می‌دهید؛ باید برای جایگزینی کامل آن افکار وقت بگذارید.افکار و رفتار خود را تغییر دهید تا خلق و

خوی خود را تغییر دهید. همیشه به خاطر داشته باشید که صدای سرزنشگر و منتقد به سلامت شما آسیب می‌رساند. از سوی دیگر، ذهن سالم ذهنی است که در حالت جریان است و نگرانی ندارد. خودانتقادی می‌تواند در ذهن شما به این شکل باشد (گوپتا، 2023):

نشخوار فکری: زمانی که شما مقدار زیادی وقت صرف انگیزه‌های استرس‌زا و منفی و افکار تخلیه‌کننده انرژی در مورد خودتان می‌کنید. هنگامی که این کار به صورت تکراری انجام می‌شود، زهر اضطراب در درون و اطراف شما پخش می‌شود و با ظرفیت ذهنی، جسمی، و عاطفی شما برای مشارکت در فعالیت‌های عادی تداخل ایجاد می‌کند.

خودقضاوتی: زمانی که شما مداوم خودتان را قضاوت می‌کنید و این کار را به شدت و کوبنده انجام می‌دهید، این وضعیت زمانی رخ می‌دهد که خودتان را ناکافی می‌بینید. این کار را نکنید؛ زیرا این کار شما را پایین می‌کشد و ناراحتتان می‌کند.

گفتگوی منفی با خود: ما همه می‌دانیم که وقتی گفتگوی منفی با خود شروع می‌شود، پایان دادن به آن سخت است، به‌خصوص زمانی که بیشتر مستعد اضطراب باشید. همیشه به یاد داشته باشید که شما کنترل را در دست دارید و بلافاصله با شروع گفتگوی منفی با خود، آن را متوقف کنید.

خود انتقادی: وقتی اعمال خود را مورد انتقاد قرار می‌دهید، بدانید که این رفتار ناسالم است زیرا نمی‌توانید گذشته را تغییر دهید. با پذیرفتن کامل آن همانطور که اتفاق افتاده، خودتان را توانمند می‌سازید.

مقایسه: از انجام این کار خودداری کنید! یکی از ناسالم‌ترین ویژگی‌ها یا عادات، مقایسه کردن خود با دیگران است. ویژگی‌ها و منحصربه‌فردی خود را ارج نهید و بدانید که شما چیزی کم ندارید.

آغاز سفر خوداندیشی

وقتی مسائل عاطفی انباشته‌شده‌ای مربوط به رویدادهای آسیب‌زای گذشته دارید، شروع فرایند خوداندیشی می‌تواند دشوار باشد؛ چرا که به معنای آن است که، در نقطه‌ای، باید با گذشته روبرو شوید و درباره آن تأمل کنید. این موضوع می‌تواند ناراحت‌کننده باشد. نیازی نیست با شیرجه رفتن به اعماق افکار تان، خوداندیشی را آغاز کنید. قدم های اول را کوچک تر بردارید تا به توانایی خود برای درون‌نگری بیفزایید. می‌توانید با درک اینکه هر روز چطور هستید، شروع کنید؛ درباره اولویت‌هایتان فکر کنید و ببینید که می‌خواهید روزتان چگونه پیش برود. خوداندیشی در مکان‌های آرام و صلح‌آمیزی مانند کنار دریا یا در باغی زیبا می‌تواند بسیار درمانی باشد. در اینجا برخی نکات خلاصه‌شده برای کمک به شما برای شروع آورده شده است (گوپتا، 2023):

روزانه وقت خود را به آن اختصاص دهید: باید خوداندیشی را به یک بخش منظم از زندگی خود تبدیل کنید. حداقل 30 دقیقه در روز را به خوداندیشی اختصاص دهید. می‌توانید آن را در برنامه روزانه‌تان جا دهید. اگر صبح‌ها وقت نامناسبی است؛ چرا وقتی ستاره‌ها در شب ظاهر می‌شوند یا در زمان غروب، هنگامی که در آخرین پرتوهای زیبای خورشید آرام می‌گیرید، انجامش ندهید؟ خوداندیشی میتواند فقط پنج دقیقه کوتاه در یک روز شلوغ باشد در حالی که در استراحت و در کنار فنجان قهوه خود هستید.

مکانی راحت و آرام انتخاب کنید: اگر در جایی باشید که در آن ناراحت باشید، تمرکز درونی سخت‌تر خواهد بود. بنابراین، مکانی راحت را انتخاب کنید که بتوانید با خودتان تنها باشید. این موضوع بسیار مهم است، چراکه جلوگیری از حواس پرتی، کلید طلایی برای بهره‌برداری حداکثری از زمانی است که با خودتان دارید.

به حواس خود توجه کنید: کل ایده خوداندیشی این است که آگاهی بیشتری نسبت به خودتان و حالتان داشته باشید. به افکار و احساسات غالب خود توجه دقیق داشته باشید و کمی عمیق‌تر بروید تا درک کنید چه اتفاقی در درون شما در حال رخ دادن است. آیا اهداف و مسائل فوری برای شما پیش می‌آیند که با ایجاد ناراحتی درونی، توجه شما را میگیرند؟

افکار خود را در دفترچه بنویسید: نوشتن یک روش فوق‌العاده برای ارتباط مستقیم با عمیق‌ترین افکار غالب‌تان در هر روز است. همچنین راه خوبی برای تأمل در مورد چیزهایی است که در زندگی‌تان موثر هستند. خوداندیشی فقط درباره یافتن راه‌حل‌ها نیست، بلکه درباره مشارکت در گفتگویی رضایت‌بخش و سازنده‌تر با خودتان نیز هست. با تبدیل آن به عادت منظم، شما قادر خواهید بود به حس و حال خود آگاه باشید و به طور عمیق‌تری با چیزهایی که واقعاً برایتان مهم هستند، ارتباط برقرار کنید.

مراقبه: این یک راه فوق‌العاده برای ایجاد زمان آرام برای خودتان است. نه تنها یک تمرین آرامش‌بخش که اضطراب را کاهش می‌دهد (هرچه بیشتر انجام دهید)، بلکه به شما امکان می‌دهد تا به یک ناظر بی‌طرف بر افکارتان تبدیل شوید. از طریق مراقبه، شما بینش، شفافیت و الهامی برای تغییر زندگی‌تان به منظور انعکاس بهتر اصالت درونتان به دست خواهید آورد. در فصل ۵، شما تکنیک‌های مراقبه را برای گنجاندن در سبک زندگی‌تان به منظور تقویت دائمی درمانتان خواهید آموخت.

به خاطر داشته باشید که در حالی که خودآگاهی بسیار مهم است، اما این فقط یک قطعه از پازل است. برای رشد و تغییر جامع، باید این آگاهی را با اقدامات، رفتارها و تقویت‌های مثبت همراه

کنید. شما در فصل بعدی بیشتر درباره پرورش یک ذهنیت مثبت خواهید آموخت.

4. تقویت مثبت اندیشی

آیا تا به حال فکر کرده‌اید که چرا احساسات منفی را بیشتر از احساسات مثبت به خاطر می‌سپارید؟ شاید برایتان دانستن این موضوع برایتان جالب باشد که مغز ما به طور طبیعی برنامه‌ریزی شده است تا اینگونه عمل کند. تعجب کردید؟ ما تمایل داریم که یک سرزنش در گذشته یا شکست را بیشتر از زمان‌هایی که در کاری موفق بوده‌ایم، به یاد بیاوریم. این موضوع خیلی چیزها را توضیح می‌دهد؛ چون به این معناست که ما مجبور نیستیم همیشه احساسات‌مان را قبول کنیم و فکر کنیم که درست است. ما می‌توانیم آن را تغییر دهیم! دانستن این موضوع می‌تواند آگاهی شما را نسبت به اهمیت حیاتی و مهم پذیرش مثبت‌اندیشی تغییر دهد. اگر از اضطراب رنج می‌برید، از قبل این موضوع را می‌دانید که سوگیری منفی علت اصلی این رنج است. تصوری که از طریق تعصب منفی ایجاد می‌کنیم، حلقه‌های بازخورد منفی به وجود می‌آورد که ما را به طور مداوم در حالت تنش نگه می‌دارد. وقتی این حلقه به طور مکرر در ذهن ما بازی می‌شود، ما برای مدت زمان بسیار طولانی‌تر از آنچه می‌خواهیم، در این چرخه گرفتار می‌شویم.

ممکن است در طول عمر خود موفقیت‌های بزرگی به دست آورده باشیم، اما وقتی یک اتفاق منفی رخ می‌دهد، می‌تواند واکنش

احساسی شدیدی را برانگیزد که باعث ایجاد واکنش زنجیره‌ای از برخوردهای استرس‌زا شود و باعث شود ما فراموش کنیم که در طول سال‌ها واقعاً چقدر موفق بوده‌ایم و هنوز هم موفق هستیم. گاهی اوقات این موضوع می‌تواند یک رابطه خوب را کاملاً خراب کند. تعصب منفی بدون تلاش زیاد رخ می‌دهد و اگر به آن اجازه دهیم، می‌تواند زندگی ما را از بین ببرد. همچنین می‌تواند منجر به کم‌اهمیت شمردن تمام تجربیات مثبت قبلی که داشته‌ایم شود. تعصب منفی می‌تواند پیوند قوی‌ای به اضطراب باشد. این موضوع در مغز رخ می‌دهد و طبیعت انسان اینگونه است که به این شکل پاسخ دهد. مغز ما برای محافظت از ما در برابر خطر طراحی شده است. تعصب منفی به صورت ذاتی در چیزی که به عنوان مکانیزم‌های بقای تکاملی شناخته می‌شود، ریشه دارد. با این حال، کاملاً ممکن و البته ضروری است که الگوهای فکری خود را مجدداً سیم‌کشی کنیم، همانطور که قبلاً بحث کردیم.

با پذیرفتن فعالانه جملات تاکیدی مثبت، ایجاد تغییرات محیطی و ادغام قدردانی در زندگی روزمره خود، می‌توانیم از حالت پیش‌فرض تمایل شدید نسبت به منفی‌گرایی، به زندگی با خوش‌بینی و مثبت‌اندیشی تغییر وضعیت دهیم. ارتباط با خودتان نیز بخش مهمی از سفر برای دور شدن از تعصب منفی است. اولین قدم، آگاهی از تعصب منفی‌ای است که به عنوان مکانیزم حفاظتی در مغز ما برنامه‌ریزی شده است. این آگاهی می‌تواند به ما کمک کند تا وقتی این تعصب رخ می‌دهد، از آن فراتر رویم و همه چیز را در

ذهنمان سامان دهیم. همچنین می‌تواند به ما در بهبود کیفیت روابط‌مان با دیگران کمک کند. وقتی ما به طور کامل طبیعت مغز خود را درک کنیم، از ابزارهای عملی که در اختیارمان قرار دارد و می‌توانند به ما در مقابله با این تعصب کمک کنند، نیز قدردانی خواهیم کرد.

درک سوگیری منفی

ما می‌توانیم سال‌های زیادی را صرف بهبودی حالمان بخاطر یک جدایی بد کنیم، فقط و فقط به دلیل سوگیری منفی‌مان. به همین دلیل است که بسیار مهم است که در مورد این پدیده طبیعی که برای ما رخ می دهد، بیشتر بدانیم تا بتوانیم با مثبت بودن، پذیرش، بخشش و تعالی بیشتر با آن مقابله کنیم. ممکن است کشف این موضوع برای شما شوکه کننده باشد، اما در مورد مبارزات ما به عنوان انسان توضیح می دهد و عمدتاً به نحوه عملکرد مغز ما مربوط می شود. یک رویداد منفی اغلب منجر به جهش فعالیت در ناحیه پردازش مغز می‌شود، که به عنوان ناحیه قشر پیش‌پیشانی شناخته می‌شود. این اتفاق بر نگرش‌ها، رفتارها و انتخاب‌های ما تأثیر می‌گذارد و همه این‌ها به شدت، تحت تأثیر تجربیات بد و نتایج منفی شکل می‌گیرند.

جان کاچوپو روانشناس برجسته‌ای است که مطالعاتی را بر بر روی شرکت‌کنندگان در ارتباط با تصاویر منفی و واکنش‌های آن‌ها به

این تصاویر انجام داده است. این مطالعات نتیجه‌گیری کردند که نظریه سوگیری منفی در مغز صحت دارد: تصاویر منفی واکنش بسیار شدیدی در ناحیه قشر مغز ایجاد کردند - واکنشی بسیار قوی‌تر از تصاویر مثبت و خنثی. پس حالا شما می‌دانید که مغز شما مسئول ایجاد واکنش‌های بسیار شدید به تصاویر منفی و تجربیات منفی است. تحقیقات همچنین به ما نشان داده‌اند که سوگیری منفی تأثیرات گسترده‌ای بر نحوه فکر کردن، پاسخ دادن، احساس کردن و تصمیم‌گیری‌های بلندمدت ما دارد. این موضوع بر تمام جنبه‌های زندگی ما با پیامدهای دوربرد تأثیر می‌گذارد. خبر خوب این است که ما می‌توانیم این واکنش طبیعی را با تقویت و پرورش مثبت‌اندیشی تغییر دهیم (چری، 2022).

نمونه هایی از سوگیری منفی

بعضی از این موقعیت‌ها ممکن است برای شما آشنا به نظر برسند:

در محل کار: ممکن است به طور گسترده‌ای برای کار درخشان، تعهد و ورودی‌های ارزشمندتان شناخته شوید، اما در همان لحظه که انتقادات سازنده‌ای از سوی مدیران ارشد برای بهبود در برخی زمینه‌ها دریافت می‌کنید، واکنش منفی نشان می‌دهید. ممکن است بیشتر روی انتقادات سازنده‌ای که دریافت کرده‌اید تمرکز کنید و نه به کارهایی که درست انجام داده اید. این سوگیری منفی در محل کار است!

در خانه: ممکن است با شریک زندگی‌تان وارد بحث شوید و اجازه دهید که این موضوع فکرتان را تسخیر کند که باعث ایجاد فشار بیشتری بر روابط‌تان می‌شود. علیرغم آنچه که به عنوان یک زوج با هم ساخته اید، مشاجره های تصادفی باعث می شود که رابطه را فقط از دریچه همان مسائلی که مطرح کرده اید ببینید، بنابراین رابطه با کیفیتی را که برای چندین سال از آن لذت برده اید را کمرنگ میکند. حتی ممکن است فکر کنید که رابطه‌تان هنگام بحث با شریک زندگی‌تان در خطر است.

با دوستان: ممکن است شما نوعی خفت یا تحقیر را با دوستان‌تان تجربه کرده باشید و همچنان به این تجربه چسبیده‌اید، به این فکر می‌کنید و از خود می‌پرسید که این تجربه چگونه نظر یا درک دوستانتان را از شما شکل داده است. در عین حال ممکنه، آن‌ها مدت ها باشد که این تجربه را فراموش کرده باشند، اما در ذهن شما، خاطره هنوز تازه و به یادماندنی است. این موضوع ممکن است باعث شده باشد که شما خودتان را از معاشرت با آن‌ها دور کنید و منزوی شوید.

سوگیری منفی ریشه‌های خود را در اجداد ما و نحوه استفاده آن‌ها از مهارت‌های بقا برای عبور از بی‌قراری، خطر و ترس ناشی از حمله‌ی شکارچیان دارد. طبق نظر روانشناسان، سوگیری منفی در مغز ما تعبیه شده است. به عبارت دیگر، تا حدی یک چیز ژنتیکی است. اغلب این اتفاق پیش نمی‌آید که ما با حیوانات وحشی مثل

ببر، خرس یا چیتا روبرو شویم، اما اجداد ما بیشتر اوقات چنین بودند. بنابراین، سوگیری منفی مغز ما راه ما برای حفظ امنیت ما از "شکارچی بیرون" یا عناصر خطرناک برای بقای ما است. اجداد ما مجبور بودند از زمین‌های دشوار و خطرناک عبور کنند تا برای بقا غذا تهیه کنند. نظریه تکامل نشان می دهد که سوگیری های منفی ردی از مبارزه اجداد ما برای بقا هستند (فراتینگهام، 2021).

وقتی احساس تهدید از سوی شخصی یا یک حادثه منفی می‌کنیم، واکنش فرار یا مبارزه فعال می‌شود. ما به طور غریزی وقتی مردم راه محافظت از ما توسط مغز را تحریک می کنند، احساس هوشیاری می کنیم. هر تجربه منفی می‌تواند این واکنش را فعال کند ، مگر اینکه مغز خود را برای پذیرش این موضوع آماده کنیم که باید پذیرای انتقاد سازنده باشیم، حس شوخ طبعی را توسعه دهیم و نگران مسائل کوچک نباشیم. اگر به نوزادان توجه کنید، متوجه خواهید شد که سوگیری منفی از سن بسیار کم در آن‌ها وجود دارد. طبق تحقیقات، نوزادان بهتر به چهره‌هایی که شادی، گرما و محبت را نشان می‌دهند، واکنش نشان می‌دهند. زمانی که کودک سه ماهه می شود، سوگیری منفی در رفتار و واکنش های او نسبت به اطرافیانش مشهود است (چری، 2022).

همانطور که احتمالاً حدس زده‌اید، نگرش های منفی در اطراف شما به طور شخصی و حرفه‌ای بر شما تأثیر خواهد گذاشت. وقتی بازخورد منفی از دیگران دریافت می‌کنیم، خیلی سخت است که

تحت تأثیر قرار نگیریم؛ چون مغز ما به صورتی شرطی شده که به آن واکنش نشان دهد. این همچنین به این معنی است که ما مستعد جستجوکردن هستیم و انتظار داریم با بدترین افراد روبرو شویم. سوگیری منفی می‌تواند توانایی ما برای اعتماد به مردم و انتظار برای بهترین نتایج را از بین ببرد. با این طرز فکر، ما همیشه انتظار نتایج منفی‌تری را نسبت به مثبت‌ها خواهیم داشت، به‌ویژه زمانی که به صورت شخصی و حرفه‌ای با افراد در تعامل هستیم. این موضوع همچنین ما را برای تعارض و درگیری آماده می‌کندو باعث میشود تا ما نسبت به همه چیز گارد داشته باشیم.

اعتماد یک مؤلفه مهم در روابط معنادار و حتی شراکت‌های تجاری است. وقتی اعتماد ما سست می‌شود، سوگیری منفی می‌تواند شکل بگیرد و به شدت بر توانایی ما برای مشارکت معنادار در روابط آینده تأثیر بگذارد. ما همیشه در جستجوی اتفاقات بد خواهیم بود و از خیانت کسانی که به آن‌ها اهمیت می‌دهیم، تعجب نخواهیم کرد. این اتفاق می‌تواند ما را بدبین کند و راه دیگری است برای شکل گرفتن اضطراب و افسردگی. اعتماد به این معناست که ما به مردم و آنچه به ما نشان می‌دهند، ایمان داریم و اگر خلاف آن فکر کنیم، ما را در ابتدای راه و حتی زمانی که اعتماد از بین میرود، آسیب‌پذیر می‌کند. بیشتر روابط پایدار به دلیل شکسته شدن اعتماد به پایان رسیده‌اند. این مسئله می‌تواند منجر به سوگیری منفی قوی شود و در برخی موارد ممکن است باعث اضطراب شدید برای بسیاری از افراد شود.

غلبه بر سوگیری منفی

شما می‌توانید سوگیری منفی خود را کنار بگذارید؛ در واقع مسئله مهم همین است که این کار را انجام دهید. در اینجا چند مطلب ارزشمند وجود دارد که می‌توانند به شما کمک کنند تا ذهن و محیط اطراف خود را از سوگیری منفی بیش از حد پاکسازی کنید و از آن‌ها خلاص شوید (گاستلوم، 2021).

پذیرش نگرش شکرگزاری

شما باید حداقل ده دقیقه در روز به چیزهایی که برایشان سپاسگزار هستید، فکر کنید. شمردن نعمت‌هایتان روشی قدرتمند و مؤثر برای غلبه بر سوگیری منفی است. این کار قلب را باز می‌کند و به ما کمک می‌کند تا چیزهایی را در زندگی‌مان به خاطر بیاوریم که به خوبی در حال پیشرفت هستند. هر صبح، پنج چیزی را که برایشان سپاسگزارید، یادداشت کنید. ممکن است فقط هوای عالی باشد که شما را در خلق و خوی فوق‌العاده‌ای قرار داده، یا شغلتان، یا چیزی که در آینده قرار است انجام دهید و واقعاً مشتاق انجام آن هستید.

جشن گرفتن موفقیت‌ها

مهم نیست که پیروزی‌های شما چقدر کوچک هستند، آن‌ها را جشن بگیرید و بزرگ‌نمایی کنید. شما شایسته خوشحالی و پاداش دادن به خود برای کار سخت‌تان هستید. اگر نیم کیلو وزن کم

کرده‌اید، از دستاوردتان خوشحال باشید، لبخند بزنید و کاری را انجام دهید که تلاشتان برای کم کردن آن نیم کیلو را به رسمیت بشناسد (فقط کافی است کیک نخورید). هر روز به دنبال پیروزی‌ها باشید. این کار شما را الهام‌بخش و مشتاق نگه می‌دارد و مشکلات منفی را به طور مؤثری از بین می‌برد. شما، در واقع، مغز خود را آموزش می‌دهید تا بیشتر جنبه‌های مثبت زندگی‌تان را ببیند و از مشکلات گذرا یا منفیت‌هایی که برایتان پیش می‌آید، فراتر بروید.

حواس خود را پرت کنید

وقتی احساس می‌کنید الگوی فکری منفی قدیمی در ذهن شما در حال ظهور است، با حذف کامل این افکار و جایگزینی آن‌ها با افکار مثبت، حواس خود را منحرف کنید. شما همچنین می‌توانید کاری انجام دهید که شما را از این افکار دور کند، مانند پیاده‌روی در طبیعت زیبا یا شنا کردن در آب‌های باز - و هر چیزی که به آن علاقه دارید. شما باید تلاش کنید تا توجه خود را از الگوهای فکری منفی دور کنید.

از ضربه های منفی پرهیز کنید

برای اجتناب از درگیری تلاش کنید. ممکن است تسلیم شدن در برابر سوگیری منفی وسوسه انگیز باشد، اما تمام تلاش خود را بکنید تا از برخوردهای منفی خودداری کنید. این کار به روابط

آسیب زیادی می‌زند و در برخی موارد، ترمیم این روابط ممکن است دشوار باشد. قبل از اینکه با کسی که شما را ناراحت کرده است وارد بحث شوید، سعی کنید خودتان را آرام کنید. شما باید تعاملات مثبت بیشتری نسبت به منفی‌ها داشته باشید تا بتوانید روابط پایدار و خوشحالی خود را حفظ کنید.

عمیق و آگاهانه نفس بکشید

خصوصا هنگامی که احساس اضطراب می کنید، خود را محکم در آغوش بگیرید. باید کمی نفس عمیق بکشید تا شما را آرام کند تا با منفی گرایی مبارزه کنید. یک مکان آرام پیدا کنید و مطمئن شوید که راحت و عاری از حواس‌پرتی است. نفس عمیق بکشید و سپس بازدم کنید. هنگام بازدم از نفس خود آگاه شوید و با صدای بلند بگویید «رها کن». تنفس عمیق به کاهش اضطراب کمک می کند. این سیستم پاراسمپاتیک را فعال می کند که برای کاهش احساس خطر، عصبانیت یا استرس ضروری است.

تغییرات محیطی ایجاد کنید

انرژی محیط خود را با ایجاد تغییرات ظریف اما مؤثر تغییر دهید. اتاق‌های خود را از شلوغی خلاص کنید، گیاهان، گل‌ها یا کریستال‌ها را به دکوراسیون اضافه کنید و از روغن‌های طبیعی استفاده کنید تا هوا تازه بماند. با باز کردن پنجره‌ها، خود را با زیبایی و هوای تازه احاطه کنید. محیط خود را به فضایی مراقبت‌کننده

و امن تبدیل کنید تا در آن احساس آرامش کنید و از استرس و اضطراب رها شوید. آن را به پناهگاه خود تبدیل کنید؛ جایی که احساس امنیت، محبت و زیبایی داشته باشید. محیط شما باید چیزی هنری و الهام‌بخش برای شما باشد.

از تاییدیه‌های مثبت استفاده کنید

استفاده از تاییدیه‌های مثبت، روشی فوق‌العاده برای افزایش عزت نفس، کاهش تعصب منفی و رهایی از اضطراب است، چرا که همه این‌ها با هم ارتباط دارند. هر چه بیشتر در مورد خودمان احساس مثبتی داشته باشیم، کمتر دچار اضطراب، استرس و تعصب منفی خواهیم شد. تاییدیه‌ها جملات کوتاه و اطمینان‌بخشی هستند که می‌توانید برای بازسازی الگوهای فکری خود ایجاد کنید. به عنوان مثال، اگر از شکست می‌ترسید و هر زمان به آن فکر می‌کنید اضطراب دارید، می‌توانید به خود بگویید: حق طبیعی من موفقیت است و من شایسته‌ترین فرد برای آن هستم. اگر از عملکرد خود در یک امتحان پر از وحشت هستید، می‌توانید از تاییدیه‌ای مانند: من یک نابغه هستم و تمام خرد و دانشم را به کار میگیرم تا موفق شوم، استفاده کنید.

داستان جان

دکتر جان دمارتینی، متخصص مشهور رفتار انسانی (که به عنوان معلم مخفی نیز شناخته می‌شود)، تایید کرد که: من یک نابغه

هستم و خرد خود را به کار می‌گیرم. سوگیری منفی در زندگی جان قوی بود چرا که معلمانش به او گفته بودند که در زندگی به جایی نخواهد رسید. او بر اساس بازخوردهای منفی‌ای که در طول کودکی‌اش از معلمانش دریافت کرد و بر اساس محدودیت‌های فیزیکی و ذهنی‌اش، سرنوشت محدودی را پذیرفت. پس از ترک تحصیل در سن ۱۴ سالگی، جان زندگی را در حال موج‌سواری در هاوایی پذیرفت. او بدون هیچ‌وسیله‌ای به هاوایی رفت و در خیابان‌ها زندگی می‌کرد. در حالی که در هاوایی بود، در سن ۱۷ سالگی هنگام موج‌سواری تجربه‌ای نزدیک به مرگ داشت. انگشتان پایش گرفت و تمام بدنش سفت شد. همینکه او توانست به چادر خود برگردد که البته محل زندگی‌اش روی ساحل بود، یک معجزه بود.

بانوی مهربانی که جان را نجات داد، چادر او را تمیز کرد و او را به یک فروشگاه بهداشتی برد. در آنجا، او آب هویج مصرف کرد و در مورد تغذیه صحیح بیشتر آموخت. او همچنین برشوری دید که یک کلاس یوگا را تبلیغ می‌کرد که توسط پل برگ، بنیانگذار فروشگاه‌های سلامت در ایالات متحده، برگزار می‌شد. جان به شکلی غریزی به آن کشیده شد و می‌خواست تا در آن کلاس شرکت کند. همان شب، جان، که هنوز نمی‌توانست بخواند و بنویسد، چشم‌اندازی از خود دید که بسیار باهوش است و با میلیون‌ها نفر سخن می‌گوید. این دیدار اشک را به چشمان او آورد و او باور کرد که می‌تواند برای زندگی خود چشم‌اندازی بزرگتر داشته باشد. او

می‌خواست یاد بگیرد بخواند، بنویسد و سرنوشت خود را تغییر دهد.

پال برگ نجیب زاده ای بود که تاییدیه زیر را به جان داد: من یک نابغه هستم و خرد خود را به کار می‌گیرم. جان این تاییدیه را چندین بار در روز تکرار می‌کرد. او به آن اعتقاد داشت و برای تحقق آن تلاش کرد - تا یک نابغه شود. او اکنون حدود 37,000 کتاب خوانده و در سراسر جهان برای تدریس، تحقیق و نوشتن سفر می‌کند. او از طریق سخنرانی‌هایش، زندگی میلیون‌ها نفر در سراسر جهان را تحت تأثیر قرار داده و او مثالی زنده از توانایی مغز برای بازسیم‌کشی خود برای پذیرش باورهای جدید و مثبت‌اندیشی است. او مغز را مطالعه کرده و همچنین به مردم کمک می‌کند تا از سوگیری منفی شدید برای رهایی از تمام محدودیت‌ها فراتر روند (دمارتینی، بی‌تا). در اینجا چند نمونه ازجملات تاکیدی مثبت را آورده ایم :

- من به قدرت مثبت‌اندیشی اعتقاد دارم.

- من به طور طبیعی نگرانی‌ها و اضطراب خود را درمان می‌کنم.

- به خودم اعتقاد دارم که از هر پسرفت منفی‌ای عبور خواهم کرد.

- من شایسته عشق، موفقیت و فراوانی هستم.

- من روزانه جام خود را با عشق و خرد و خرد پر می‌کنم.

در حالی که پرورش مثبت‌اندیشی ضروری است، یافتن لحظاتی از آرامش و سکوت در زندگی پرشتاب ما به همان اندازه برای حفظ تعادل ذهنی و مقابله با احساسات اضطراب حیاتی است. ما به این موضوع در فصل ۵ کاملا پرداخته ایم.

۵. تمرینات آرامش

چند بار پیش آمده که شما بدون داشتن گفتگوی مناسب درباره هر موضوعی با خانواده‌تان، شام خورده‌اید؟ مطمئنم جواب این سوال، دفعات بسیار است. واقعیت این است که اکثر ما بیش از حد با گوشی‌هایمان مشغول هستیم تا اینکه در کنار یکدیگر باشیم و به طور معناداری ارتباط برقرار کنیم. ما تبدیل به مردم عصر بی حوصلگی شده ایم که همیشه برای رسیدن به مکان ها عجله داریم و بیشتر با چک کردن دائم گوشی هایمان حواسمان پرت می شود. ما در عصری زندگی می‌کنیم که حواس‌پرتی‌ها و سر و صدای همیشگی، هم بیرونی و هم درونی بر آن حاکم است. خلق لحظاتی از آرامش نه تنها یک تجمل بلکه یک ضرورت است. روزهایی که می‌توانستیم بدون هیچ وقفه‌ای بنشینیم و ضمن لذت بردن از گفتگوهای متفکرانه و فضای اطراف، غذا بخوریم، مدت‌هاست که به پایان رسیده‌اند.

ما در عصر اطلاعات زندگی می‌کنیم و تقریباً هیچ اتفاق مهمی در جهان رخ نمی‌دهد که ما از آن بی‌خبر باشیم. این موضوع هم جنبه‌های مثبت و هم منفی دارد—بزرگ‌ترین جنبه منفی آن این است که ارتباط دائمی یک نوع حواس‌پرتی بزرگ است و می‌تواند منبعی بزرگ از استرس و اضطراب باشد. همانطور که وقتی

چیزهای زیادی در همه جا پرتاب بشود، خانه شما به هم ریخته می‌ شود، ذهن شما نیز به همین ترتیب است. شما باید اولویت‌بندی کنید که چگونه زمان خود را صرف کنید و به چه چیزی انرژی خود را اختصاص دهید. دستیابی به این هدف، آرامش، تمرکز، و صلح ذهنی به ارمغان می‌آورد. شما احساس کنترل بیشتری خواهید داشت و این گونه است که چگونه می‌توانید اضطراب را از زندگی خود حذف کنید.

از طریق تمرین آگاهی و مراقبه، می‌توانید به آرامش بیشتری دست یابید. تمرین آگاهی و مراقبه به صورت روزانه منجر به آرامش ذهنی بیشتر می‌شود. هنگامی که به این حالت دست یابیم، می‌توانیم وضوح و شفافیت را دوباره کشف کنیم، سلامت روان خود را بهبود ببخشیم و واقعاً به خودمان و محیط اطرافمان گوش فرا دهیم. جستجو برای کاهش استرس و اضطراب نیز به جستجو برای هدف و معنا مرتبط است. هنگامی که معنا را در زندگی‌مان پیدا کنیم، به دنبال تجربه آرامش بیشتری هستیم، زیرا به صورت غریزی می‌دانیم که هدف ما بهترین راهبری را از طریق تمرکز خواهد داشت. آرامش به ما اجازه می‌دهد تا با وجود درونی خود در ارتباط باشیم؛ از اینجا است که چشمه خلاقیت و الهام جریان می‌یابد.

این سر و صدای غلبه‌کننده و حواس‌پرتی‌های ذاتی در زندگی مدرن است که منجر به پیامدهای دوربردی برای سلامت روان ما می‌شود. به همین دلیل، سکوت و مراقبه فضای ایده‌آلی برای فرار

از مشغله‌های دنیای بیرونی ما فراهم می‌کنند. این موضوع فرصتی را به ما می‌دهد تا از هرج و مرج پیرامون‌مان فراتر برویم، به آرامش و تعادل برسیم تا بدین ترتیب وضوح، خرد و بینش‌های الهام‌بخش را بیابیم. آرامش همچنین برای آرام کردن اضطراب شناخته شده است؛ چرا که سیستم پاراسمپاتیک را تحریک می‌کند، که به نوبه خود ضربان قلب را کاهش می‌دهد و جریان هورمون‌های استرس در جریان خون ما را کاهش می‌دهد. سکوت به ما اجازه می‌دهد به بخش‌هایی از سیستم عصبی خود دسترسی پیدا کنیم که به ما کمک می‌کند واکنش‌هایمان به استرس را خاموش کنیم. دعوت از لحظه‌های بیشتر سکوت در زندگی‌تان منجر به فشار خون پایین‌تر، ضربان قلب آهسته‌تر، تنفس منظم‌تر، کاهش تنش عضلانی و افزایش سطح تمرکز خواهد شد (ترانه‌ای به ستایش سکوت، 2020).

مواجهه مزمن با اختلالات و سر و صدا برای سیستم عصبی شما خوب نیست. در نهایت، این مسائل شما را فرسوده خواهند کرد و منجر به مشکلات سلامت روانی می‌شوند. واقعیتی که بیشتر ما هنگام زندگی در مناطق شهری پر سر و صدا با آن مواجه هستیم، تأثیر استرس‌زا و فشاری است که می‌تواند بر ما داشته باشد. آلودگی صوتی همچنین تهدیدی برای سلامت فیزیکی ما است. اولویت بندی کردن و وقت گذراندن بیشتر در محیط‌های آرام و طبیعی، بخشی از راه‌حل مشکل رو به رشد است است. ما می‌توانیم شانس مواجهه با استرس و اضطراب را با ایجاد سبک زندگی‌ای که به سلامت

فیزیکی و روانی را پشتیبانی می‌کند، کاهش چشمگیری دهیم. با گذراندن زمان به طور منظم در سکوت، ما به یک راه‌حل بزرگ‌تر و پایدارتر دست خواهیم یافت. بنابراین، ساکت بودن و انتخاب کردن اینکه برای لحظه‌ای در روز هیچ کاری نکنید، انتخاب سالمی است.

چگونگی کمک مدیتیشن به اد برای غلبه بر اضطراب

انگیزه اد برای یادگیری مدیتیشن بخاطر مدیریت اضطرابش بود. این اضطراب در او به شکل تپش‌های قلب، پرش‌های عصبی شکم و ناتوانی در کسب استراحت کافی بروز پیدا می‌کرد. این موضوع احساس عصبانیت و ناتوانی در مقابله با وظایف روزانه را در او تشدید می‌کرد. اضطراب برای اد در دهه بیست سالگی‌اش در بدترین حالت خود بود. او می‌گوید که مدت زمان طولانی در این حالت اضطرابی گیر افتاده بود. انگار در بعد دیگری معلق بود که در آن، آرامش از او فرار می‌کرد. از بیرون، زندگی‌اش کامل، امن، خوشحال و بسیار ممتاز به نظر می‌رسید، اما در درون، انگار که او در حال مرگ آرامی بود. از دهه بیست سالگی‌اش، اد دوره‌هایی از اضطراب را تجربه کرد که آن‌ها را به عنوان بی‌قراری درونی شدید توصیف می‌کند. خوشبختانه، این حالت اکنون در او کاهش یافته است.

اد معتقد است که بهبودها به دلیل تمرین ذهن آگاهی او است. او اکنون بیشتر در زندگی‌اش حضور دارد. افراط در فکر کردن متوقف

شده و او از خودش و شرایطی که او را به حالت اضطراب می‌برد، آگاه‌تر است. یکی از مشکلات اضطرابی او پذیرفتن کار بیشتر از آنچه که می‌تواند انجام دهد، بود. حالا که او توانسته با تمرین منظم مراقبه ذهن آگاهی، اضطراب را شکست دهد، او بسیار آماده تر است تا با بیشتر چیزهایی که به سمتش می‌آیند، مقابله کند. معمولاً کسانی که از اضطراب رنج می‌برند، با تمام چیزهایی که به سمتشان می‌آید، به خوبی کنار نمی‌آیند. اکنون، او کندتر شده و نسبت به خودش دلسوزی می‌کند. وقتی حملات پانیک به سراغش می‌آیند، اد در موقعیتی است که خودش را آرام کند. او درد خود را با گفتن به خودش، "من این را کنترل می‌کنم؛ این وضعیت گذر خواهد کرد"، تسکین می‌دهد. سپس با اعتماد به نفس ادامه می‌دهد تا وظایف در دست انجام را به پایان برساند.

گاهی اوقات، دشمن قدیمی‌اش، ترس، نمایان می‌شود. وقتی این اتفاق می‌افتد، او آگاهی خود را به دیدگاهی مثبت تغییر می‌دهد. فشار کار و تقاضاهای خانوادگی همیشه باعث می‌شد قلبش به تپش بیفتد. حالا، وقتی در شبها از استرس، خوابش نمیبرد، اد مدیتیشن می‌کند، گاهی برای چندین ساعت. معمولاً، او با اطمینان خاطر، نفس می‌کشد و با پذیرش همه چیزهای فکری، نفس خود را به بیرون می دهد. او همچنین توانایی خود را برای کنار آمدن با هر چیزی که در زندگی‌اش رخ می‌دهد، مجددا به خودش یادآوری و تاکید می‌کند. وقتی برای اولین بار مدیتیشن را شروع کرد، احساس عجیب و مسخره‌ای داشت درباره بیدار ماندن شب‌ها

برای نفس کشیدن و صحبت کردن با خودش. او فکر می‌کرد همه این‌ها بی‌هدف است تا اینکه متوجه شد چقدر بعداً احساس مثبتی پیدا کرده است.

اد متوجه شد که با تمرین منظم، ذهن و بدنش احساس آرامش بیشتری دارد. تنها پس از چند هفته مدیتیشن، اضطرابی که قفسه سینه‌اش را محکم در بر گرفته بود، از بین رفت. او همچنین چیز دیگری در مورد تمرین مدیتیشن متوجه شد: حالا او احساس قدرت بیشتری می‌کرد. به عبارت دیگر، او کنترل بیشتری بر خود پیدا کرد و تغییر دادن عادت‌های ناسالم به عادت‌های جدید و الهام‌بخش‌تر برایش آسان‌تر شد. او حالا، پس از 15 سال تمرین مدیتیشن، می‌گوید تغییر عمیقی در او از لحاظ روحی و فیزیکی رخ داده است. از نظر ذهنی، او قوی است و از نظر جسمی، در بدن خود احساس راحتی می‌کند. این همچنین به معنای اعتماد به نفس است که خود دیگر پادزهری برای اضطراب است (هالیول، 2015).

چگونه به سمت سکوت حرکت کنیم

نشانه‌هایی که نیاز به سکوت بیشتری در زندگی‌تان دارید، واضح خواهند بود، همانطور که برای اد نیز به همین صورت بود. شما به ناراحتی‌های فیزیکی، ذهنی و عاطفی خود پی خواهید برد. ممکن است احساس خستگی، استرس، اضطراب و نگرانی کنید. مغز شما

ممکن است با اطلاعات زیادی تار شده باشد و احساس غرق شدن و ناتوانی در مقابله نیز نشانه قوی‌ای است که باید به سمت سکوت و آرامش حرکت کنید. اگر احساسات شما اینطور است، پس وقت آن رسیده که به راه‌هایی برای کمک به خودتان برای خارج شدن از چرخه اضطرابی که در آن گیر افتاده‌اید، فکر کنید. هوای تازه، ورزش کردن - شاید پیاده‌روی روی ساحل - و وقت گذراندن در مدیتیشن، همگی راه‌های عالی برای شروع هستند. شما نیازی نیست هزینه زیادی برای بازگرداندن آرامش و الهام به زندگی خود صرف کنید. من این قوانین را برای اطمینان از اینکه ذهنتان را از بار اطلاعاتی منفی پاک می‌کنید، مشخص می‌کنم (شوبل، 2023):

تعیین مرزها: دستیابی به این هدف سخت نیست، حتی اگر در ابتدا انجام دادن آن احساساتی باشید. مرزها روش سالمی برای ایجاد پایه‌ای هستند تا به شما کنترل بیشتری بر زمان‌تان بدهند. این کار به شما کمک خواهد کرد تا به نیازها، سلامتی، آسایش و آرامش ذهنی خود احترام بگذارید. نکته مهم این است که همه منفی‌گرایی‌ها، درگیری و حواس‌پرتی‌ها را دور نگه دارید.

افراد غیر حمایتگر را در فاصله دور از خودتان نگه دارید: اگر متوجه شدید که در اطراف افرادی که حمایت نمی‌کنند، اضطراب بیشتری دارید، پس تلاش کنید تا آن‌ها را از فضای شخصی‌تان دور نگه دارید. به جای آن، اطراف خود را با افراد حمایتگر و مثبتی

احاطه کنید که شما را تشویق به بهبود و بهتر عمل کردن، خواهند کرد.

مسائل را شخصی نگیرید: این یک قانون مهم است؛ زیرا وقتی تمام تجربیات را درونی می‌کنیم، اجازه می‌دهیم که سوگیری منفی شکل بگیرد که می‌تواند منجر به ایجاد تعارض، استرس و اضطراب بیشتر در زندگی‌مان شود.

سریع حرکت کنید: وقتی تعارضی در زندگی‌تان پیش می‌آید، سریع جلو بروید. وقت زیادی را صرف فکر کردن به آن نکنید. به جای آن وقت بیشتری را بر روی مدیتیشن و رها کردن همه چیزهایی که شما را ناراحت می‌کنند، بگذارید.

زمان مناسبی را برای مدیتیشن در نظر بگیرید: تنها خواسته ما این است که روزانه تنها ده دقیقه را صرف مدیتیشن کنید. خواسته زیادی نیست. پاداش‌های آن برای سلامت روان شما شگفت‌انگیز خواهد بود.

زمان صرف شده برای تماشای اخبار و استفاده از شبکه‌های اجتماعی را محدود کنید: امروزه این یک حواس‌پرتی بزرگ برای اکثر مردم است. مطمئن شوید که محدودیت‌هایتان قابل اجرا است. به عنوان مثال، سعی کنید به حداکثر یک ساعت در هر روز اکتفا کنید. تا جای ممکن، روزتان را با گشتن در شبکه‌های اجتماعی یا تماشای اخبار شروع نکنید. خودتان را مهار کنید و روزتان را به شکلی آرام، به دور از هیاهو و به نحوی که به شما

کمک کند تا قدرت و انرژی برای آنچه پیش رو دارید به دست آورید، شروع کنید.

چیزهایی را که نمی‌توانید تغییر دهید، بپذیرید: به جای اینکه بیش از حد سر و صدا کنید یا وقتی چیزی در زندگی‌تان به خوبی پیش نمی‌رود، دچار آشوب عاطفی شوید، حالت سکوت را فعال کنید و به درون خود بروید. کنترل اوضاع را به دست بگیرید، چیزهایی که نمی‌توانید تغییر دهید را بپذیرید، به آن ها احترام بگذارید و با فکر و دقت روزتان را ادامه دهید.

به یاد داشته باشید که هر روز سپاسگزار باشید: قدردانی قدرتمند است. عادت کنید که هر روز برای وجود حداقل پنج چیز در زندگیتان سپاسگزاری کنید!

بررسی فواید آگاهی و مراقبه

اگر شما تا به حال ذهن آگاهی را کاوش نکرده‌اید و هیچ ایده‌ای در مورد مراقبه ندارید؛ من قصد دارم تا این موضوع را برای شما رمزگشایی کنم تا بتوانید توجه بیشتری به انجام درست آن‌ها داشته باشید و احساس گیجی نسبت به این مفاهیم را در درون شما کمتر کنم.

ذهن آگاهی

ذهن آگاهی به معنای معطوف کردن تمام توجه خود به لحظه حاضر است. به این معنا که شما باید تلاش کنید تا کاملاً بر هر

چیزی که انجام می‌دهید، تمرکز کنید. به همین سادگی است. وقتی به این توانایی دست یابید، شروع به احساس پایداری بیشتر و قدردانی بیشتر از نحوه صرف وقت و انرژی ارزشمند خود خواهید کرد. از حضور در لحظه لذت ببرید. به مکالماتی که در آن‌ها مشغول هستید، توجه کنید بدون اینکه ذهنتان به جای دیگری برود. فکر کردن به آینده را متوقف کنید و کاملاً درگیر لحظه حاضر شوید. شما می توانید با توجه به احساس بدن خود، ذهن آگاهی را در جلسات مدیتیشن خود ترکیب کنید.

مشاهده‌ی بی‌طرفانه‌ی افکارتان نیز راه فوق‌العاده‌ای برای درک بهتر خودتان است. وقتی حضور دارید و کاملاً در فعالیت‌هایی که به آن‌ها علاقه دارید غرق می‌شوید، رها کردن نگرانی‌ها ساده‌تر می‌شود. این همان معنای تعادل است. شما باید خودتان را در وظایف حال حاضر متمرکز کنید و از نگرانی‌ها و الگوهای فکری غیرمنطقی دور شوید. ذهن آگاهی روش فوق‌العاده‌ای برای آموزش ذهن برای بودن در لحظه است. حالا از خود بپرسید: آخرین باری که احساس کردید کاملاً و به طور کامل در لحظه حضور دارید، کی بود؟ اینجا برخی از فواید ذهن آگاهی برای شما آمده است (هوشاو، 2022):

- بهبود حافظه، توانایی تفکر و حل مسئله.

- سرعت پیری مغز را کاهش دهید.

- احساس استرس، اضطراب یا افسردگی را کاهش دهید.

- افزایش احساس خوب بودن.

- بهبود کیفیت زندگی.

- بهبود رضایت شغلی

- درد و تنش را کاهش دهید.

روش‌های تمرین تمرکز حواس یا ذهن آگاهی

تعداد روش‌های تمرین تمرکز حواس بی‌پایان است. به خصوص وقتی از اضطراب رنج می‌برید، افکار در ذهن شما پرسه می زنند و مشکل در تمرکز را تجربه خواهید کرد. هر چه تلاش بیشتری برای متمرکز کردن خود در فعالیت‌های روزانه‌تان انجام دهید، شانس بیشتری برای شکل دادن به عادت‌های آگاهانه که اضطراب و تنش را در بدن و ذهن شما کاهش می‌دهند، خواهید داشت. هنگامی که فعالیت های زیر را انجام می دهید و در فرآیند جذب می شوید، تمرین ذهن آگاهی به اندازه کافی ساده است:

- وقتی احساس اضطراب می‌کنید، برای آرام شدن روی تنفس خود تمرکز کنید.

- از عادت‌های غذایی خود آگاه شوید و به آنچه و چگونه غذا می‌خورید توجه کنید.

- اگر در حال خواندن هستید، تمام توجه خود را به کلمات معطوف کنید و همه حواس‌پرتی‌ها را قطع کنید.

- اگر در طبیعت هستید، ذهن خود را از همه چیز بردارید و فقط به محیط طبیعی اطراف خود تنظیم کنید. به پرندگانی که روی چمن می‌پرند نگاه کنید، برگ‌های درخت را لمس کنید و قدرت پوسته آن را احساس کنید.

- در تمام فعالیت‌های روزانه خود غرق شوید و به احساسات فیزیکی در بدن خود توجه کنید.

- در طول روز توقف کنید و حداقل به پنج چیز فیزیکی در محیط اطراف خود توجه کنید، به خصوص وقتی متوجه می‌شوید که افکارتان به سمت چیزهایی که شما را پایین می‌کشند، سرگردان می‌شوند.

- تلاش کنید سریع از الگوهای فکری منفی خارج شوید. شما می‌توانید این کار را با احساس و لمس اشیاء فیزیکی در اتاق انجام دهید.

- پانزده دقیقه مکث کنید تا احساسات خود را بررسی کنید و استرس را رها کنید. با صدای بلند بگویید: "من در این لحظه کاملاً حاضر هستم و لازم نیست نگران لحظه بعدی باشم."

مدیتیشن یا مراقبه

برای شروع سفر مدیتیشن نیازی به پوشیدن ردای نارنجی مانند راهب‌ها ندارید. تنها کاری که لازم است تا انجام دهید این است

که وقتی را برای نشستن به صورت آرام و ریلکس تعیین کنید تا آرامش پیدا کنید و به درون خود بروید. یک عود خوشبو روشن کنید، لباس راحت بپوشید، موسیقی آرام پس‌زمینه‌ای پخش کنید ؛ حالا آماده‌اید تا مدیتیشن کنید، آرامش بگیرید و با استاد درون خود ارتباط برقرار کنید. با این حال، ما می‌توانیم یک یا دو چیز از راهب‌هایی که ساعت‌ها در طبیعت مراقبه می‌کنند و تا جای ممکن سکوت را حفظ می‌کنند، یاد بگیریم. مراقبه به شما فرصتی می‌دهد تا اضطراب، استرس و تروما را از بین ببرید.

افکار، احساسات و عواطف ما هستند که استرس فیزیکی در بدن‌مان ایجاد می‌کنند. شما می‌توانید با تمرین منظم مراقبه، حالت سلامت خود را تغییر دهید. مراقبه سیستم پاراسمپاتیک شما را فعال می‌کند که بلافاصله جریان هورمون‌های استرس را متوقف می‌کند و آرامش، ضربان قلب ثابت‌تر و احساس امنیت و ایمنی را به ارمغان می‌آورد. یادگیری ساکت کردن افکارتان به طرق دیگر نیز برای شما مفید خواهد بود. شما شروع به احساس کنترل بیشتر خواهید کرد. همیشه به یاد داشته باشید که مراقبه یک سفر است، نه یک مقصد و زمانی که شما برای بقیه عمر خود به آن متعهد شوید، این سفر ادامه‌دار خواهد بود. در اینجا برخی نکات مهم برای به خاطر سپردن هنگام مراقبه آمده است:

نفس بکشید: تمام توجه خود را روی تنفس‌تان متمرکز کنید، زیرا این کار شما را به لحظه حاضر می‌آورد. خودتان را از دلیل

اضطراب‌تان آزاد کنید. فقط افکارتان را مشاهده کنید و اجازه دهید که آن‌ها دور و دورتر از شما شناور شوند تا تمرکز کامل شما روی تنفس‌تان باشد. شما وارد حالت آرامش بیشتری خواهید شد. وقتی این اتفاق می‌افتد، فقط خودتان را ها کنید و کاملاً در لحظه باشید.

فضای آرام خود را پیدا کنید: وقتی آرام هستیم، می‌توانیم شروع به قدردانی از طبیعت واقعی خود کنیم. دور انداختن شخصیت‌های غلط برای درمان واقعی و دلسوزی مهم است. اضطراب زمانی رخ می‌دهد که ما به طبیعت واقعی خود احترام نمی‌گذاریم. بنابراین، هنگام مدیتیشن، روی آگاه شدن از تمام چیزهایی که شما نمایش می‌دهید یا نگران آن‌ها هستید که نماینده طبیعت واقعی شما نیستند، تمرکز کنید.

صبر کردن را تمرین کنید: مطمئنم که با این اصل مواجه شده‌اید. صبور، آرام و متعادل باشید. لحظه حاضر را بدون انتظارات بپذیرید. در عوض نسبت به انتخاب های خود و آنچه واقعاً در دسترس شماست تا هر روز به انجام برسانید، آگاه شوید.

صلح و هماهنگی درونی: صلح و هماهنگی درونی چیزهایی هستند که می‌توانید به طور آگاهانه در زندگی خود ایجاد کنید. وقتی شروع به تجربه صلح و هماهنگی درونی با دنیای خود از طریق مراقبه می‌کنید، این حالت به تمام جنبه‌های زندگی‌تان نفوذ خواهد کرد.

حالت آگاهی شما بر نحوه واکنش‌تان به موقعیت‌ها، برخورد با دیگران و انتخاب‌های جدیدتان تأثیر خواهد گذاشت.

در این فصل، شما یاد گرفتید چگونه به طور هنرمندانه میان شکاف بین خود واقعی‌تان و دنیای پیچیده و پر از سروصدا و اطلاعات غلط، پل بزنید. در فصل بعدی به طور کامل چگونگی پردازش بهتر احساسات خود را بررسی خواهیم کرد.

گسترش آرامش

"شما نیازی ندارید که احساس خود را کنترل کنید. فقط باید افکارتان را مهار کنید تا شما را کنترل نکنند." Dr.Malie

نمی‌دانم شما شخصاً چه مدتی است که با اضطراب دست و پنجه نرم می‌کنید، اما می‌دانم که بسیاری از افراد سال‌ها در حال مقابله با آن هستند و اغلب شروع به این باور می‌کنند که امیدی به تغییر نیست.

شما مصمم بودید که راهی برای غلبه بر اضطراب خود پیدا کنید و همین امر شما را به این کتاب و کاوش روش آرامش‌بخش رهنمون کرد. همانطور که فرآیند رهایی از چرخه‌ای که شما را گرفتار کرده را آغاز می‌کنید، شروع به متوجه شدن احساسات ترس، انزوا، خشم و ناامیدی خود خواهید کرد که آرام می‌شوند و آگاه خواهید شد که به اندازه‌ای که فکر می‌کردید تنها نیستید.

بسیاری دیگر از افراد مثل شما در بیرون وجود دارند. در واقع، تخمین‌های سازمان بهداشت جهانی نشان می‌دهد که 264 میلیون بزرگسال در سراسر جهان با اضطراب زندگی می‌کنند و بسیاری از آن‌ها به دنبال راه حلی هستند. شما می‌توانید به آن‌ها کمک کنید تا آن را پیدا کنند.

حالا که شما در حال کشف قدرتی هستید که می‌توانید بر اضطراب خودتان اعمال کنید، شما در موقعیت خوبی هستید تا به دیگران کمک کنید تا این راه کمک کننده را پیدا کنند – و خبر خوب این است، همه چیزی که برای انجام این کار نیاز دارید این است که کمی در مورد تجربه خود از این کتاب و روش آرامش‌بخش به صورت آنلاین به اشتراک بگذارید.

کلمات شما مانند یک علامت راهنما برای افرادی خواهد بود که به شدت به دنبال این کمک هستند و از این طریق، استرس آن‌ها در یافتن آنچه که در جستجویش هستند کاهش می‌یابد - و من می‌دانم که شما می‌دانید این موضوع چقدر ارزشمند است.

اضطراب می‌تواند کاری کند تا شما احساس جدایی زیادی از بقیه دنیا داشته باشید و نظر شما به افراد دیگر کمک خواهد کرد تا متوجه شوند که تنها نیستند و برای آن‌ها نیز امید وجود دارد.

از حمایت شما بسیار سپاسگزارم. تأثیر آن بیشتر از آن چیزی است که شما می‌دانید.

6. درک احساسات

میشل در حال قدم زدن بود که ناگهان احساسات شدیدی او را فرا گرفت و او را در حالتی از خشم غرق کرد. احساس طردشدگی عمیق پدیدار شد و میشل این میل شدید را احساس کرد تا به شخصی که در ذهنش مسئول هجوم احساسات شدیدی بود، حمله کند. میشل توسط کسی که فکر می‌کرد می‌تواند به او اعتماد کند، شدیداً ناامید شده بود. گاهی تحمل این موضوع برای او بیش از حد طاقت‌فرسا بود. او در گذشته با طرد شدن‌های زیادی در زندگی‌اش روبرو شده بود، اما این بار، او می‌دانست که یک مرز مهم را با احساساتش عبور کرده است. او احساس سوزش سمی نفرت عمیق را حس کرد و می‌خواست به شدت پرخاش کند. احساسات منفی قوی غیرقابل تحمل بودند و باعث اضطراب شدیدی شدند. او احساس فشارآوری از آسیب دیدگی و خیانت داشت. میشل می‌دانست که تنها گزینه‌اش مواجهه با فردی است که مسئول رد کردن تلاش‌های خوب و مهربانانه‌اش برای ایجاد تغییر در جهان بود.

او تصمیم گرفت که بعد از پیاده‌روی، مطمئن شود که این دوستی را از ریشه نابود می‌کند. میشل خود را در آن لحظه از خشم مانند کری استیون کینگ می‌دید و اگر قدرتی در اختیارش بود، مطمئن

بود که از آن‌ها برای استفاده‌ی خوبی استفاده می‌کند و دشمنانش را نابود می‌سازد. او که از شدت ناامیدی و عصبانیت می‌سوخت، سوگند خورد که با احساساتش مواجه شود و آن‌ها را به کار خوبی بگیرد. او قصد نداشت کرامت و عزت نفس خود را نابود کند، بلکه درگیر یک رویارویی قدرتمندانه بود. او می‌خواست خود را از همه چیزهای بی فایده خلاص کند و ارتباطاتش را کاملاً با هر کسی که وقت گرانبهایش را در آینده خواهد تلف کند، قطع کند. میشل در حال تاسیس یک سازمان غیردولتی برای کمک به پناهندگان پس از آواره شدن به دلیل جنگ بود. آخرین چیزی که انتظار داشت با آن مواجه شود، یک فعال صلح معتبر بود که آماده سوء استفاده از او بود، فقط به این دلیل که تجربه و اقتدار بیشتری داشت.

به محض اینکه به خانه بازگشت، شماره او را گرفت و بعد از اینکه انتقاداتش را به او گفت، احساس آرامش کرد و گریه کرد. او از خودش به خاطر داشتن شجاعت برای ایستادن محکم در برابر سوء استفاده تشکر کرد. او متوجه شد که در آستانه ایجاد یک اشتباه بزرگ قرار داشته؛ او قصد داشته با استفاده از سازمان غیردولتی (NGO) خود، که معمولاً برای اهداف خیریه و اجتماعی تأسیس می‌شوند، پول جمع‌آوری کند. اما بعداً متوجه می‌شود که این کار در واقع می‌توانست به نفع یک فرد خودشیفته باشد.

میشل می‌دانست که آماده است تا به یک کارآفرین اجتماعی قدرتمند تبدیل شود و این بار، قصد داشت به دقت پشت خود را

نگه دارد و کارها را به تنهایی انجام دهد تا امید و تغییری برای پناهندگان جنگ ایجاد کند. میشل در این حادثه عاطفی تنها نیست و همه ما لحظاتی را تجربه کرده‌ایم که فکر می‌کردیم ممکن است از شدت خشم منفجر شویم.

احساسات: رانندگان خاموش

سرریز شدن احساسات زمانی رخ می‌دهد که شما قادر به مدیریت احساسات‌تان نیستید. این حالت مانند جریانی از احساسات است که ذهن و بدن شما را فرا می‌گیرد و همراه با خود آشوب، اضطراب عمیق و وحشت به همراه می‌آورد. این احساس می‌تواند مانند یک شوک الکتریکی در شما باشد. این درد عمیق عاطفی است که در آن لحظات شما را کنترل می‌کند و باعث می‌شود به صورت غیرمنطقی رفتار کنید. وقتی فردی از اختلال اضطراب فراگیر (GAD) رنج می‌برد، بیشتر ممکن است اینگونه احساس کند. احساسات قوی به سرعت ظاهر می‌شوند و ممکن است چندین ساعت، حتی چندین هفته، ماه یا در مواردی سال‌ها طول بکشند؛ به همین دلیل است که در هنگام مواجهه با احساسات شدید، جستجوی کمک حرفه‌ای بسیار مهم است. مراقبت از خود باید هنگام تجربه موج‌های سرریز شدن احساسات، در اولویت اول زندگی‌تان قرار گیرد.

این تجربیات می‌توانند زندگی شما را به کلی به هرج و مرج بکشانند. همچنین می‌توانند شغلتان، روابطتان و شانس‌هایتان برای رسیدن به اهدافتان را نابود کنند. اگر از اضطراب رنج می‌برید، احتمالاً با سرریز شدن احساسات آشنایی دارید. وقتی این حالت غلبه می‌کند، توانایی‌تان برای فکر کردن و عمل کردن منطقی تحت تأثیر قرار می‌گیرد. غلبه عاطفی، زندگی را آنطور که میدانید مختل می‌کند و بی‌خیالی به یک غریبه تبدیل می‌شود. غیرممکن است که در این چرخه‌ها کاملاً سازنده، خلاق و صلح‌آمیز باشیم. برای فردی که از اضطراب رنج می‌برد، سرریز شدن احساسات گهگاه رخ می‌دهد و زمانی که این اتفاق می‌افتد، قادر به انجام زیادی کار نخواهید بود. شما شروع به احساس سرگردانی می‌کنید، بدون اینکه بدانید چه کاری باید انجام دهید یا چطور بهتر رفتار کنید.

وقتی جان پسرش جیکوب را در یک تصادف رانندگی از دست داد، چند سالی را با خوردن غذاهای ناسالم سپری کرد. او دچار مشکلات سلامتی مانند فشار خون بالا و تنگی نفس شد. جان ده سال بعد اقدام به غلبه بر ترومای خود کرد. غم او هنوز تازه بود و پشیمانی‌اش از اینکه به پسرش اجازه داده بود تمام شب بیرون بماند، روح و عقل او را می‌خورد. ده سال بعد، یکی از فرزندان دیگرش به او یادآوری کرد که هنوز زنده‌اند و به او نیاز دارند. آن‌ها می‌خواستند پدرشان را برگردانند. این برای جان یک زنگ بیدارباش بود. سپس او به احساسات خود توجه کرد و خواست ابعاد منفی را کنار بگذارد و دوباره شروع به زندگی کند. یادگیری شناخت و

درک احساسات‌تان به شما کمک می‌کند تا به طور مؤثرتری با آن‌ها کنار بیایید.

راهنمایی‌های حرفه‌ای و پیروی از روش‌های درون‌نگری مانند نوشتن خاطرات و صحبت با یک مشاور یا دوستان، همچنین یادگیری نحوه تنظیم احساسات با تکنیک‌های خاص، می‌تواند شما را به زندگی متعادل‌تر و دارای بصیرت بیشتری هدایت کند. این موضوع تمرکز ما در این فصل است. یادگیری چگونگی هدایت زندگی به دور از طوفان‌های عاطفی کلیدی برای شکست دادن اضطراب است. وقتی این روش‌های درون‌نگری را دنبال می‌کنید، می‌توانید به طور مؤثری از واکنش‌های عاطفی مضر دوری کنید تا زندگی متعادل‌تر و آرام‌تری را رهبری کنید (سرریز شدن احساسات، ۲۰۱۹).

نشانه‌هایی که نشان می‌دهند شما از لحاظ احساسی تحت فشار هستید:

چگونه می‌دانید که از لحاظ احساسی تحت فشار هستید، خصوصا اگر دلیل احساساتتان را برای اجتناب از رویارویی با آن‌ها نادیده بگیرید؟ مسئله‌ای که اضطراب را برای ما پیچیده می‌کند این است: بیشتر ما نمی‌دانیم که در چنگال سرریز شدن احساسی گیر افتاده‌ایم تا زمانی که وضعیت بدتر شود. ما وارد حالت انکار می‌شویم و حتی ممکن است از ضعف‌های درک شده خود به خاطر احساساتمان که ما را آسیب‌پذیر می‌کنند، خجالت بکشیم.

به همین دلیل است که بیشتر مردم ممکن است در تعیین دقیق دلیل تجربه سرریز شدن احساساتشان مشکل داشته باشند. نشانه‌ها برای شما وجود خواهند داشت و شما باید توجه خود را به نحوه تأثیر احساساتتان بر دیگر جنبه‌های زندگیتان معطوف کنید. در اینجا رایج‌ترین نشانه‌های فشار احساسی آورده شده است (سرریز شدن احساسات، ۲۰۱۹):

- واکنش‌های شما به اکثر چیزها و در بیشتر روزها شدید است. به عنوان مثال، ممکن است وقتی نمی‌توانید کلیدهایتان را به اندازه کافی سریع پیدا کنید، کاملاً دچار وحشت شوید.

- ممکن است هنگامی که نشانه‌هایی از تنش وجود دارد، احساس بیماری را در بدنتان داشته باشید.

- ممکن است اکثر اوقات احساس خستگی شدید کنید و بخواهید به تختخواب پناه ببرید.

- شما در انجام وظایف و تمرکز بر فعالیت‌هایی که درگیر آن هستید، دچار مشکل خواهید شد.

- ذهن شما بیشتر اوقات سرگردان است و هیچ انگیزه‌ای برای احساس خوشحالی و آرامش ندارید.

- شما شروع به دوری از خانواده و دوستان می‌کنید. ممکن است کاملاً به درون پوسته خود کشیده شوید و برنامه‌ریزی برای آینده برایتان دشوار باشد.

- احساسات شما تصوراتتان را می سازد و ممکن است تمایل به بیشتر به جانبداری، غیر منطقی بودن، تحریک‌پذیری و بی‌الهامی از دنیا داشته باشید.

- احساسات شما تصور شما از دنیا را رنگ‌آمیزی می‌کنند. به عنوان مثال، غم شدید ممکن است باعث شود حتی در لحظاتی که دلیل خوبی برای شاد بودن دارید، احساس افسردگی کنید.

دلایل سردرگمی هیجانی

گاها همه ما دوره‌هایی از سردرگمی هیجانی را تجربه می‌کنیم. این چیزی نیست که بتوان کاملاً از آن فرار کرد؛ با این حال، این موضوع قابل مدیریت است. اگر شما از یک شکست بزرگ در زندگی رنج برده‌اید، مانند از دست دادن شغل یا از دست دادن عزیزی، با احساسات فراوانی روبرو خواهید شد. عدم اطمینان از آینده پس از یک ضربه روحی یا فقدان بزرگ نیز می تواند بر بار شما بیفزاید و غلبه عاطفی بیشتری را به همراه داشته باشد. این مسئله می‌تواند از رویدادهای کوچکتری که در زندگی شما رخ می‌دهد، نیز نشأت گیرد، مانند استرس‌های کوچکتر. به عنوان

مثال، اگر خواب کافی نداشته باشید، گرسنه باشید و با کسی در خانه بحث کرده باشید، از دست دادن اتوبوس می‌تواند باعث فشار روحی بیشتر شود.

به عبارت دیگر، احساسات بسیار زیاد می‌تواند ناشی از چندین استرس کوچک و منفی در زندگی‌تان باشد. زمانی که مایکل به دلیل کار کردن تا دیر وقت نمی‌توانست خوب بخوابد؛ این کم خوابی باعث شد که او نتواند با مشکلات کوچک روزمره، مانند خراب شدن توستر یا دیر رسیدن به محل کار، به خوبی کنار بیاید. در نهایت، این وضعیت منجر به این شد که او یک جلسه مهم کاری را از دست بدهد. زمانی که ما در زندگی خود دچار نوعی استرس می شویم، همه چیز طاقت فرسا به نظر می رسد. اجتناب از احساسات اشتباه است؛ شناسایی آن‌ها و یادگیری چگونگی تنظیم کردن آن‌ها راه‌حلی برای سردرگمی هیجانی است و می‌تواند شما را از مسیر اضطراب دور کند. در اینجا برخی از دلایل رایج سردرگمی هیجانی آمده است (سوهوزا، 2023):

- مشکلات در رابطه

- بیماری جسمی

- افسردگی

- بار کاری سنگین

- استرس مالی

- پشت سر گذاشتن تغییرات مهم در زندگی

- مواجهه با محدودیت‌های زمانی یا مهلت‌های فشارآور

- مرگ یک عزیز

- هر نوع ترومای شخصی

- احساس طرد شدن

- تعهدات خانوادگی بیش از حد

- تحمل محیط‌های استرس‌زا و سمی

- فشار آوردن به خود برای دستیابی به موفقیت‌های زیاد در مدت زمان کوتاه

سردرگمی هیجانی می‌تواند منجر به فراموشی، سردرگمی، دشواری در تمرکز، حملات پانیک، حملات اضطراب و تفکر غیرمنطقی شود.

فواید درمان برای مدیریت سردرگمی هیجانی

هدایت کردن مسیر از طریق احساسات قوی می تواند بسیار دشوار باشد. انگار که در طوفانی گرفتار شده‌اید که نمی‌خواهد بارش خود را بر شما متوقف کند. ممکن است شب‌ها نتوانید خوب بخوابید یا صبح‌ها به موقع بیدار شوید تا روز خود را شروع کنید. ممکن است وعده‌های غذایی را کاملاً حذف کنید، یا ممکن است شروع به پرخوری کنید به عنوان روشی برای آرام کردن خود.

سوء مصرف مواد مخدر روش نامتعارفی برای مقابله با احساس سردرگمی، ناتوانی، و خشم نسبت به جهان نیست. مردم معمولاً درد خود را با روش‌های ناسالم تسکین می‌دهند و این موضوع می‌تواند از لحاظ هیجانی و جسمی برای آن‌ها بیشتر زیان‌آور باشد. این شرایط را بدتر می‌کند، زیرا حالا مشکلات اعتیاد نیز سد راه شما می‌شود. این مسئله یک مشکل دیگر است که به مشکلات اضافه می‌شود. نکته اصلی این است که یکی از پیامدهای سردرگمی هیجانی، تلاش شدید برای گذراندن روز با احساس شادمانی مداوم است. در برخی موارد، بهترین راه برای کاهش احساسات سردرگمی، تماس گرفتن با متخصصان سلامت روانی مانند درمانگران یا مشاوران است.

مشاوره یکی از بزرگترین حرفه‌ها در جهان امروز است؛ زیرا خدماتی است که برای کمک به شما در گذر از تاریکی و غلبه عاطفی طراحی شده است. شما فردی را خواهید داشت که واجد شرایط برای راهنمایی شما در فرآیند درمانی است تا تمام پیچیدگی‌های زندگی‌تان که شما را بی جان می‌کند، کشف شوند. به یاد داشته باشید که به طور کلی و بر طبق ماهیت واقعی‌مان، ما موجودات عقلانی هستیم. با این حال، گاهی اوقات، زمانی که با احساسات سردرگم می‌شویم، عقلانیت خود را از دست می‌دهیم و بنابراین، کمک یک دست دوستانه برای گشودن تار عنکبوتی از احساسات که ما را از تحقق پتانسیل واقعی‌مان باز می‌دارد، بسیار موثر خواهد بود. جای تعجب نیست که با وجود مشکلات زیادی که در زمان‌های مدرن

با آن روبرو هستیم، یک پنجم بزرگسالان آمریکایی با مشکلات سلامت روانی دست و پنجه نرم می‌کنند. شما باید درمان مشاوره‌ای را در نظر بگیرید؛ زیرا روشی موثر برای کمک به افرادی است که با اضطراب دست به گریبانند تا با مشکلات هیجانی خود بهتر کنار بیایند. در اینجا چگونگی کمک درمان به شما برای بهتر کنار آمدن با سردرگمی هیجانی آمده است (مدسون، 2021):

- این کار به شما کمک می‌کند تا علت ریشه‌ای احساسات شدید خود را درک کنید.

- شما به درستی راهنمایی خواهید شد تا روش‌های بهتری برای کنار آمدن با احساسات شدید کشف کنید.

- شما سرانجام قادر خواهید بود به اصل ماجرا برسید که ممکن است به تجمع احساسات شدید در چندین سال گذشته زندگی شما نیز مربوط باشد.

- شما می‌توانید روش‌هایی برای جلوگیری از تسلط سردرگمی هیجانی بر زندگی‌تان در آینده یاد بگیرید.

- هنگامی که شما شروع به مقابله با استرس‌های خود می‌کنید، مدیریت سایر استرس‌هایی که در زندگی‌تان ظاهر می‌شوند نیز برایتان آسان‌تر خواهد شد.

- درمان می‌تواند به شما کمک کند تا زندگی خود را قدم به قدم مدیریت کنید.

انواع درمان های موجود برای مشاوره عاطفی

تعداد زیادی از انواع درمان‌های سلامت روانی وجود دارد که به درمان سردرگمی هیجانی و مسائل مرتبط با اضطراب سلامت روان کمک می‌کنند. تقریباً همه انواع درمان‌ها شامل درمان گفتاری هستند؛ زیرا برقراری ارتباط موثر مهم است. این کار به شما کمک می‌کند تا به طور عمیق‌تری به مسائل مرتبط با اضطراب خود بپردازید. تمام جلسات شامل فرآیندهایی هستند که هدف آن‌ها تغییر افکار و احساساتی است که شما را به این نقطه رسانده‌اند. اکثر جلسات درمانی به صورت تک‌نفره انجام می‌شوند. شما گزینه حضور در جلسات گروهی را نیز دارید که مزایای خود را دارند. بیایید نگاهی دقیق‌تر به انواع مختلف درمان‌هایی که توسط متخصصان در زمینه‌های خاص خود ارائه می‌شوند بیندازیم که شما می‌توانید برای بهبود از سردرگمی هیجانی اکتشاف کنید (مدسون، 2021):

بهبودی رفتاری دیالکتیکی (DBT) و بهبودی رفتاری شناختی (CBT): هدف در اینجا تغییر رفتارهای شماست، و درس‌ها بر اساس آموزش به شما برای پذیرش احساسات منفی بدون مبارزه با آن‌ها است. ایده این سبک به این شکل است که یاد بگیرید آنچه را که در حال تجربه‌اش هستید، بدون مقاومت بپذیرید. این نوع از درمان رفتاری برای کمک به افراد در مقابله با استرس و بهبود روابط آن‌ها با دیگران مناسب است. یادگیری اهمیت توجه

بیشتر به رفتار، واکنش‌ها، و انتخاب‌های خود بخشی از درمان است. شما همچنین یاد خواهید گرفت چگونه احساسات خود را بهتر تنظیم کنید (شیملپفنینگ، 2023).

بهبودی تقویت انگیزه (MET): این درمان برای الهام بخشیدن به افراد برای ایجاد تغییرات در زندگی‌شان استفاده می‌شود. MET به ویژه برای افرادی که از الگوهای رفتاری اعتیادآور رنج می‌برند، محبوب است. در طول درمان، به افراد آموزش داده می‌شود چگونه با دیدن زندگی‌شان به صورت بی‌طرفانه بهتر کنار بیایند. آن‌ها یاد می‌گیرند چگونه با الگوهای رفتاری خود-تخریبی خود مواجه شوند. انگیزه بخش اصلی جلسات درمانی است. ایده اصلی این است که افراد را تشویق کنیم که بخواهند تا تغییری در زندگی‌شان ایجاد کنند.

تمرکز بر راه حل به جای مشکل (SFBT): هدف اینجا کار کردن بر روی مشکل برای پیدا کردن راه‌حل‌ها است. درمانگر به شما کمک می‌کند تا به طور عمیق‌تری به یک مشکل نگاه کنید تا راه‌حل‌های واقعی و قابل اجرا پیدا کنید. همچنین هدف آن کمک به شما برای شناسایی مهارت‌ها یا قدرت‌هایی است که می‌توانند به شما در غلبه بر هر دوگانگی‌ای که در حال حاضر با آن روبرو هستید، کمک کنند.

درمان روان‌تحلیلی: این درمان بر پایه‌ی روانکاوی است. درمانگران به الگوهای رفتاری مداوم شما نگاه دقیق‌تری می‌اندازند

تا به شما کمک کنند بینش بیشتری نسبت به آنها پیدا کنید. شما قادر خواهید بود ببینید که معمولاً چگونه با استرس کنار می‌آیید و با مکانیسم‌های دفاعی خود کنار می‌آیید. درمانگر فضایی برای شما ایجاد می‌کند تا افکار، احساسات و تجربیات زندگی‌تان را کاوش کنید.

عبور از تروما: تجربیات تروماتیک سلامت روان و رشد هیجانی را مختل می‌کنند. انواع زیادی از تروماها برای بررسی وجود دارند که ممکن است علت اضطراب مداوم در زندگی شما باشند. این‌ها ممکن است مرتبط با موارد زیر باشند: جنگیدن در جنگ، دچار حادثه شدن، از دست دادن عزیزی در زندگی، جدایی از افرادی که دوستشان داشتیم، از دست دادن شغل، تجربه سوءاستفاده و فجایع طبیعی. درمان به افراد کمک می‌کند تا رویدادهای زندگی‌شان را دوباره پردازش کنند تا پذیرش بیشتری به دست آورند. درمانگر شما ممکن است ترکیبی از روش ها را برای بهبودی شما انتخاب کند.

درمان بین‌فردی: اگر اضطراب شما به روابط خاصی در زندگی‌تان مرتبط است، این نوع درمان ممکن است برای شما مناسب‌تر باشد. گاهی اوقات، روابط ما ممکن است دچار شکست های بزرگی شود و به شدت از هم گسیخته شود. درمان بین‌فردی می‌تواند به بهبود مهارت‌های ارتباطی و حل تعارض کمک کند.

درمان گروهی: این امکان را به گروه‌هایی از افراد می‌دهد تا با هم جمع شوند تا با همدیگر از یک درمانگر سؤال بپرسند، مربیگری دریافت کنند و چالش‌های بهداشت روانی خود را به اشتراک بگذارند. این یک راه عالی برای حمایت از دیگران در سفرتان است تا بهتر با اضطراب و فشار عاطفی کنار بیایید.

درمان روانشناختی با کمک کتامین (KAP) با کمک روانپزشک : این روند معمولاً با دوزهای پایین هدف‌گذاری می‌شود تا به افرادی که از افسردگی رنج می‌برند کمک کند. نتایج معمولاً در چند هفته پس از شروع درمان عالی هستند. زمانی که شما دوزهای پایین کتامین دریافت می کنید؛ درمانگر وارد عمل می‌شود تا با شما کار کند، در حالی که کتامین به پاکسازی و باز کردن ذهن کمک می‌کند.

تنظیم هیجانی چیست؟

به طور اساسی تنظیم هیجانی به این معناست که شما از طریق تکنیک‌های آزمایش شده و آزموده تلاش می‌کنید تا احساسات خود را بهتر کنترل کنید. تصور کنید زندگی ما چقدر آشفته می‌شد اگر ما به هر احساسی که تجربه می‌کردیم واکنش نشان می‌دادیم یا بر اساس آن عمل می‌کردیم. لحظات ناامیدی می‌توانند به لحظاتی از هرج و مرج، تخریب، و حتی نابودی تبدیل شوند ؛ اگر اجازه دهیم احساسات ما را کنترل کنند. بنابراین، تنظیم هیجانی به ما گزینه‌های جدیدی می‌دهد. ما می‌توانیم یاد بگیریم چگونه

احساسات خود را به روشی سالم کنترل کنیم. بخشی از فرآیند تنظیم هیجانی، بهتر فهمیدن، مدیریت کردن، و بیان کردن احساسات به روش‌های مناسب‌تر است. طبیعی است که احساس ناراحتی و عصبانیت یا غم داشته باشید، اما وقتی اجازه دهیم این احساسات به طور مکرر ادامه یابند، خود-تخریبی می‌شوند. این امر سلامت روانی و جسمی ما را مختل می‌کند و در زندگی‌مان اثر تخریبی به جای می‌گذارد. در اینجا چگونگی شروع تمرین تنظیم هیجانی زمانی که خود را گرفتار در چنگال محکم احساسات شدید می‌یابید، آمده است (تنظیم هیجانی، 2021):

ثبت افکار و احساسات خود در دفترچه: این بکار به شما کمک می‌کند تا به احساسات خود به صورت بیشتر بی‌طرفانه نگاه کنید. زمانی که آن را دوباره می‌خوانید، به ناظر بی‌طرفی تبدیل می‌شوید و این به شما کمک می‌کند تا احساس کنترل بیشتری داشته باشید به جای اینکه همه چیز را در درون خود نگه دارید. ثبت افکار در دفترچه به شما کمک می‌کند تا درک بهتری از چیزها داشته باشید و راه‌حل‌هایی پیدا کنید.

مدیتیشن همراه با ذهن آگاهی: وقتی احساس سردرگمی می‌کنید، چند لحظه‌ای را برای آرام شدن با تمرکز بر تنفس خود و آوردن آگاهی به افکار، احساسات، و هیجانات خود اختصاص دهید. بار دیگر، شما احساس آرامش بیشتری خواهید کرد و شروع به دیدن موقعیت‌ها به عنوان یک ناظر بی‌طرف به جای یک قربانی خواهید

کرد. مدیتیشن همراه با ذهن آگاهی می‌تواند منجر به احساس کنترل بیشتری از آنچه در درون شما می‌گذرد، شود.

ورزش مکرر: فواید جسمی و هیجانی بزرگی در ورزش کردن به صورت منظم وجود دارد. بدن هورمون‌های شادی را هنگام ورزش کردن به جریان خون شما رها می‌کند و این یک افزایش‌دهنده طبیعی خلق و خو است.

درمان با موسیقی: این روش فوق‌العاده‌ای برای آرامش ذهن است. به احساسی که در هنگام گوش دادن به موسیقی آرامش بخش دارید، توجه کنید.آیا تا به حال وارد یک اسپا شده‌اید و با وجود احساس آشفتگی، به محض ورود توسط صداها و عطرهای آرامش‌بخش به طور ناگهانی آرام شده‌اید؟ موسیقی می‌تواند منبعی بزرگ از آرامش و درمان باشد، پس از آن به طور موثر برای تغییر انرژی و خلق و خوی خود استفاده کنید.

تمرینات تنفسی: این یک روش بسیار مؤثر برای بازگرداندن آرامش به فضای درون شما است. تنفس عمیق به آرامش افکار و احساسات سریع و برق‌آسا کمک می‌کند و اکسیژن شفافیت را به ذهن ما می‌بخشد. در طول روز به طور منظم مکث کنید تا بتوانید بر نفس‌های عمیق و آرامش‌بخش تمرکز کنید. همچنین متوجه خواهید شد که در موقعیت های استرس زا واکنش بهتری نشان می دهید.

یوگا: این راه نهایی برای یکی کردن بدن، ذهن و روح است. یوگا بدن را تقویت می‌کند در حالی که آگاهی از خود را بهبود می‌بخشد و برای حفظ آرامش داخلی، سلامت و کنترل انتخاب‌های شما بسیار مفید است.

حالا می‌دانید که سردرگمی هیجانی که در روز اتفاق می‌افتد، به راحتی در کنترل شما است. در فصل بعدی، ما بررسی خواهیم کرد که چگونه اقدامات عمدی می‌توانند به شما در غلبه بر اضطراب کمک کنند.

۷. اقدامات عمدی

بسیاری از درمانگران به شما خواهند گفت که پشیمانی می‌تواند به عنوان یک نیروی مخرب و فراگیر در زندگی‌تان عمل کند. این حس نه تنها برای روح شما دردناک و ویرانگر است بلکه به عنوان یک عامل شتاب دهنده اضطراب عمل می‌کند. زندگی کردن در حالت پشیمانی مانند مجازاتی است که برای خود ساخته‌ایم. شما باید گذشته ی خود را بپذیرید و بفهمید که همه ی تجربیاتی که داشته‌ایم به نحوی به سود ما بوده‌اند. ما از آن‌ها درس‌هایی آموخته‌ایم و هنگامی که این درس‌ها را به عنوان هدایایی در زندگی خود بپذیریم، آن‌ها باعث رشد ما خواهد شد. رهایی از پشیمانی و پذیرفتن هر آنچه که تاکنون برای شما رخ داده، هدیه‌ای است که می‌توانید به خود بدهید. نیازی به بخشش نیست، چرا که بخشش پیامی به ضمیر ناخودآگاه شما می‌فرستد که شاید شما شایستگی پیشروی و دستیابی به موفقیت را ندارید.

همان قدر که انتخاب پشیمانی نادرست است ، یادگیری از گذشته حیاتی است، زیرا که زیستن با احساس پشیمانی شما را در محیطی تاریک و مملو از اضطراب حبس می‌کند. مهم آن است که این فصل حیاتی را با درک عمیق از تأثیرات پشیمانی در زندگیتان آغاز کنید. اقدامات عمدی با هدف پیشرفت و ایجاد تغییرات مثبت

باید به منظور حمایت از رشد و توسعه شخصی شما انجام شود. هدف این است که گذشته را ارج نهیم و به آینده نگاه کنیم، در حالی که کاملا در حال زندگی می‌کنیم و بر آنچه در این لحظه می‌خواهیم تجربه کنیم، تمرکز داریم. درک و یادگیری از گذشته می‌تواند قدرت تغییر واقعیت اکنون و آینده را داشته باشد. پشیمانی شما را در حالتی از انزوا و غم نگه می‌دارد و احساس ارزشمند بودن برای پیشرفت را در شما میکاهد، و این امر مانع از دیدن فرصت‌های بزرگی می‌شود که هم اکنون در دسترس شما هستند. پشیمانی همدمی خوش نشین و صمیمی برای اضطراب است و شما به هیچ یک از این دو در زندگی‌تان نیاز ندارید. زندگی در وضعیت حسرت ویرانگر است، از فردی بپرسید!

داستان فردی

روزی روزگاری، بانکداری بود که هفت روز هفته را کار می‌کرد تا ثروتی هنگفت به دست آورد. او در دهه ی پنجم زندگیش بود و ۲۵ سال از عمرش را به این شیوه گذرانده بود. البته که فردی مصمم بود و در نتیجه تمام انرژی خود را وقف شغلش کرده بود . با این حال ، زمانی که از نظر شغلی به اوج رسیده بود، رویدادی مهم در زندگی‌اش اتفاق افتاد. او متوجه شده بود در طی این سال ها از زندگی خانوادگی خود غفلت کرده است. او توسط خانواده ی خود طرد شده بود و این امر منجر به شکل گیری حملات پنیک در او شد. فردی در پشیمانی فرو رفته بود و این موجب نگرانی ای

شدید گردید. برای او بسیار غم‌انگیز و تکان‌دهنده بود و آخر هفته
ها فردی دچار حملات پنیک میشد. او در لحظات وقوع حملات
در مکانی خشن قرار داشت و درد های عاطفی شدیدی را تجربه
می‌کرد. او تصمیم گرفت تا برای رهایی از وضع موجود خود کمک
بگیرد و به موسسه روانکاوی مراجعه کرد. روانشناسش سال‌ها
زمان صرف بررسی احساسات پشیمانی و گناه او کرد.

او می‌خواست به فردی کمک کند تا به اعماق احساساتش پی ببرد
تا متوجه شود چه چیزی او را مجبور کرده بود تا اینقدر سخت
خود را مشغول کار کند . در طول روند درمان، فردی کشف کرد
که می‌خواهد به دلیل اینکه در کودکیش در خانواده ای فقیر زیسته
، میخواهد باقی عمر خود را بسان ثروتمندان زندگی کند. در دوران
کودکی، او دید که والدینش هنگام اعتصاب معدنچیان در شهر
تقریباً از گرسنگی می‌مردند. این گرسنگی در زندگی خود او نیز تکرار
شد. فردی دریافت که او نیز فرزندانش را از محبت کردن، عاری و
گرسنه کرده است. او این کار را ناخودآگاه انجام داده و این رفتار
از عمد صورت نگرفته بود. او همه این‌ها را برای غلبه بر ترومایی
که در دوران کودکی همراه با فقرش تجربه کرده بود، انجام داد.
وقتی فردی متوجه علت پشیمانی خویش شد، این ندامت برای او
معنایی تازه به همراه داشت و متوجه شد که رفتار او از دردی است
که در کودکی خود با آن همراه شده. با این حال،داشتن این
احساسات هنوز هم دردناک بود.

پشیمانی می‌تواند روابط خوب را نابود کند. هنگامی که او علت اصلی پشیمانی خود را درک کرد، توانست خود را از آن رهایی بخشد و بین کار و روابط خانوادگیش بهبود ایجاد کند. فردی زندگی ای هدفمند را آغاز کرد. احساس پشیمانی میتواند در هر جایی حضور داشته باشد. بیشتر مردم به این شیوه زندگی می‌کنند و نمی‌توانند هدف عمدی ای را برای اقدام پیدا کنند؛ چرا که توسط همه این طوفان‌های احساسی که در ذهن آن‌ها رخ می‌دهد، اندوه به دل دارند. ما این موضوع را در افرادی می‌بینیم که نمی‌توانند به سمت روابط جدید حرکت کنند؛ چرا که هنوز مشغول سرزنش خود برای فروپاشی روابط قبلی خود هستند. مانند زنی که هنوز پشیمان از جدایی با "عشق زندگی‌اش" است؛ زیرا که حالا فرزندی ندارد و اگر فقط کمی در زندگی مشترکش مقاومت به خرج میداد، امروز مادر شده بود.

پشیمانی نیرویی فراگیر و ویران‌کننده است که مانند دزد، احساسات شادی، خوشبختی، آرامش درون و رضایت شخصی را به سرقت میبرد. پشیمانی به سلامت روان ما آسیب می‌رساند و علت آن است که ما هنگام پشیمانی همواره به گذشته بازمی‌گردیم. زیستن به این منوال خسته‌کننده است ، پشیمانی شما را از تجربه کامل زندگی بازمی‌دارد و همواره شما را در حالتی نگاه می‌دارد که تنها بر خود تمرکز دارید، نه بر عزیزان زندگی‌تان. پشیمانی به یک مکانیزم دفاعی بدل می‌شود و به همین دلیل حالا زمان آن فرارسیده تا شما تغییری در طرز فکر خود ایجاد کنید. ما باید از پشیمانی به سمت

زندگی با اهداف عمدی تغییر مسیر دهیم، چرا که در غیر این صورت هرگز به طور کامل از شر اضطراب رها نخواهیم شد (سارنر، ۲۰۱۹).

زندگی با نیت چیست؟

زندگی با نیت فراتر از انتخاب مسیری برای دنبال کردن است و این امر به معنای داشتن احساس درستی و پنهان کردن احساس ناامنی‌های عمیق درونی است. زندگی عمدی بیشتر در مورد پایه‌گذاری نیات خود بر اساس عشق، خوددلسوزی و درک عمیق‌تری از جایی که بوده‌اید و به کجا می‌روید، می‌باشد. به این معنا که شما کاملاً خود را می‌پذیرید و می‌بینید که فراتر از دردهایتان، زندگی‌تان ارزشمند و هدفمند است و دیگران در زندگی‌تان نیز شایسته عشق و محبت هستند و آن‌ها نیز ارزشمند و هدفمند هستند. زندگی عمدی کاملاً در مورد ترکیب اهداف شما با همدلی است. وقتی تصمیم می‌گیرید به این شکل با نیت زندگی کنید، خود را از دست اضطراب، ترس و شک به خود آزاد خواهید کرد.

شما شروع به باور کردن خود و دریافت احساس شایستگی برای دنبال کردن اصالت خود خواهید کرد. در واقع، اگر به اندازه کافی عمیق نگاه کنید، متوجه خواهید شد که اصالت شما واقعی‌ترین قدرت شماست. همدلی جزء مهمی از زندگی با نیت است؛ زیرا به

شما اجازه می‌دهد به گونه‌ای با مردم ارتباط برقرار کنید که شروع به دیدن آن‌ها به عنوان بازتابی از خودتان می‌کنید. وقتی به طور واقعی نسبت به دیگران نگران می‌شوید، شما به هماهنگی بزرگتری در زندگی‌تان دست خواهید یافت. وقتی به خودتان نگاه می‌کنید و خود واقعی‌تان را می‌بینید، شروع به برقراری ارتباط با دیگران به این شیوه عمدی می‌کنید. پس زندگی با نیت، در نتیجه، کاملاً در مورد رها کردن گذشته‌تان است تا بتوانید خود را آزاد کنید تا به صورت کاملاً عمدی و هدفمند عمل کنید؛ چرا که احساس می‌کنید شایسته و لایق تمام چیزهای خوبی هستید که به سمت شما می‌آیند.

درک قدرت تعمد

اقدام عمدی مبتنی بر یک اقدام هدفمند است که شما برای رسیدن به اهداف خود انجام می‌دهید و در عین حال به دیگران توجه می‌کنید. بنابراین اقدام عمدی با فعال بودن پشتیبانی می‌شود—شما می‌دانید چه می‌خواهید و به دنبال آن هستید. این همچنین به این معنا است که شما دلایل میل به آنچه را که می‌خواهید درک می‌کنید،و این کارها به قیمت خوشبختی شخصی‌تان انجام نمی‌شود. این یک روش سلامت‌محور برای اعمال کنترل بر نتایج است. به عنوان مثال، اگر می‌دانید که می‌خواهید در رابطه‌ای جدی و متعهد با شریک فعلی خود باشید، پس با نیت و هدفمندی در اقداماتتان با شریکتان خواهید بود تا

تضمین کنید که رابطه برای هر دوی شما رضایت‌بخش خواهد بود. شما به نیازهای آن‌ها توجه خواهید کرد و واضح اظهار می‌کنید که چه چیزی برای شما در رابطه مهم است. شما هر آنچه در توان دارید، انجام خواهید داد تا موفقیت مداوم رابطه‌تان را بر اساس نیتتان برای ماندن در آن به مدت طولانی تضمین کنید.

عمل عمدی بر اساس اصل زندگی پیشگیرانه هدایت می شود، نه واکنش نشان دادن به چیزهای تصادفی که در زندگی شما اتفاق می افتد. به جای اینکه هر بار که شریک‌تان در رابطه خطایی مرتکب شود، با عصبانیت واکنش نشان دهید، شما به سمت رسیدگی پیشگیرانه به مسائل می‌روید تا اطمینان حاصل کنید که کاری انجام نمی‌دهید که به رابطه آسیب بزند. هدف شما نوازش رابطه و برقراری ارتباط صادقانه و متقابلاً محترمانه خواهد بود. هنگامی که شما در اعمال عمدی خود فعال هستید، همچنین نشان دهنده کنترل افکار و اعمال خود است.در اینجا چگونگی جلوگیری از واکنش‌های تصادفی در اقداماتتان و به جای آن پیشگیرانه عمل کردن آمده است (شینده، 2022):

مکث: زمانی که متوجه می‌شوید واکنش‌های هیجانی و محرک های منفی در حال تسخیر شما هستند، مکث کنید. قدمی به عقب بردارید و با نگاهی بی‌طرفانه به آنچه در حال وقوع است توجه کنید و از خود سوالاتی مهم بپرسید. سعی کنید قبل از انتخاب یک واکنش اغراق شده ، موقعیت را از همه جهات ارزیابی کنید.

احساساتتان را طبقه بندی کنید: به عنوان مثال، آیا به دلیل پشیمانی از کاری که در گذشته انجام داده‌اید، در حالت دفاعی هستید؟ آیا به دلیل اینکه امیدوار بودید چیزها متفاوت باشند و بر اساس انتظاراتی که شاید به طور کامل با شریک، همکار یا دوست خود در میان نگذاشته‌اید، عصبانی هستید؟

از خود بپرسید چرا احساسات منفی شدیدی دارید: سعی کنید به علت اصلی آنچه واقعاً در درون شما در حال رخ دادن است، برسید. این کمک می‌کند تا آگاهی بیشتری نسبت به احساسات خود پیدا کنید.

بهترین واکنش را انتخاب کنید: به واکنشی بهتر و عاقلانه فکر کنید. اگر حس می‌کنید در شرف نشان دادن واکنشی تند هستید ، دو یا سه بار قبل از انجام آن فکر کنید. به جای هیجانی و تندخو بودن ، سلامت و آرامش خود را انتخاب کنید.

خود را قوی سازید: آگاه بودن از واکنش‌هایتان بخشی مهم است، زیرا منجر به توانمندسازی شخصی می‌شود. هرگاه واکنشی عاقلانه‌تر را به جای یک عکس‌العمل تکانشی انتخاب کنید، شما توانمندی شخصی خود را انتخاب کرده اید.

پیشگیری کردن به معنای کنترل بیشتر است

داشتن کنترل بیشتر بر رفتارهایتان به این معناست که شما قادر به مدیریت استرس هستید و بنابراین، وقتی که اضطراب را شکست دهید، قوی‌تر از سابق خواهید بود. زمانی که ما آسیب‌پذیر هستیم، مرکز کنترل ما می‌تواند بیشتر به خارج متمایل شود و این خوب نیست؛ چرا که عناصر خارجی زیادی وجود دارند که می‌توانند آرامش ما را بر هم بزنند و منجر به اضطراب شوند. منبع کنترل درونی، منبعی است که قدرت، آگاهی و کنشگری بیشتری را منعکس می کند. به این معنا که شما به راحتی تحت تأثیر چالش‌های بیرونی قرار نخواهید گرفت و ترجیح می دهید در اقدامات خود متمایل، منطقی و متفکر باقی بمانید. هرچه توانایی شما برای آگاه و بی‌طرف بودن در همه موقعیت‌ها در زندگی‌تان بیشتر باشد، شانس‌های شما برای داشتن مرکز کنترل درونی بیشتر خواهد بود؛ این موضوع می‌تواند تأثیر عمده‌ای بر زندگی شما داشته باشد. نحوه ارتباط شما با کنترل، نتیجه‌گیری شما را در مقابله با استرس تعیین خواهد کرد. همچنین به انگیزه شما برای به دست گرفتن زندگی‌تان ارتباط دارد. در بسیاری موارد، داشتن مرکز کنترل درونی می‌تواند چیز خوبی باشد.

این به این معنا است که شما باور دارید که اقداماتتان تأثیر گذارند. افرادی که از مرکز کنترل درونی قوی‌ای برخوردارند، خود را پاسخگو و مسئول زندگیشان میدانند. آن‌ها به طور مداوم

واکنش‌ها و پاسخ‌های خود را ارزیابی می‌کنند و تنها دسته ای از واکنش ها را برای انجام دادن انتخاب میکنند که کمترین عواقب منفی برای سلامتی روان شان دارند. اگر می‌دانید یک واکنش منجر به تعارضی خواهد شد که می‌تواند زندگی شما را مختل کند و روابط‌تان را از جمله کارتان را نابود کند، پس چرا باید وارد چنین مسیر بی‌ثمر و استرس‌زایی شوید؟ اگر متوجه شوید که بیشتر اوقات به چیزهایی که در زندگی‌تان رخ می‌دهند و شما را به چالش می‌کشند، احساسی واکنش نشان می‌دهید، پس واکنش شما از سمت مرکز کنترل خارجی است. افرادی که مرکز کنترل خارجیشان فعالیت بیشتری دارد مانند شرکت‌کنندگان منفعل هستند. آن‌ها انتخاب می‌کنند که قربانیان شرایط باشند؛ نه اربابان سرنوشت خود (چری، 2021).

فواید زندگی با هدف و اقدام عمدی

زندگی کردن با هدف عمدی به این معناست که شما با هدف گام برمیدارید. می‌دانید چه می‌خواهید و در پشیمانی‌هایتان زندگی نمی‌کنید و به سمت فرصت‌های جدید در مسیر زندگیتان متمایل هستید. برای زندگی کردن با عملکرد عمدی، باید بر روی اهداف و خواسته‌هایتان در تمامی زمینه‌های زندگی‌تان شفافیت داشته باشید. وقتی تصمیمات شما بر اساس عشق استوار است و نه ترس، کنترل بیشتری بر واکنش‌های خود و بر اقدامات عمدی که برای دستیابی به اهدافتان خواهید داشت. وقتی نیت‌های شما با

ارزش‌هایتان همراستا می‌شوند، فرصت بزرگی برای مسئولیت‌پذیری نسبت به انتخاب‌هایتان پدید می‌آید و این مهم است، چرا که به این معنی است که شما بر پشیمانی متمرکز نیستید بلکه بر پیشرفت با هدف و نیت متمرکزید، بر آنچه برایتان مهم‌ترین است. هدف و اقدام عمدی شما را با پیشرفت، خوش‌بینی و اعتماد به نفس همراستا می‌کند. مزایای تعیین اهداف با نگاهی عمدی چندگانه است و می‌توان به طور خلاصه آن‌ها را به شکل زیر بیان کرد:

- زمانی که شما صرف اولویت های خود میکنید ، بسیار بیشتر از زمانی است که صرف نگرانی ها یا مسائلی میکنید که اولویت پایین تری دارند

- شما احساس هدفمندی خواهید کرد،و بنابراین با انگیزه و اشتیاقی که دارید، احساس اعتبارمندی خواهید داشت.

- شفافیت منجر به بهبود الگوهای فکری، انگیزه و جهت دهی بیشتر در زندگی می شود.

- در نظر داشتن چشم انداز برای زندگی، ذهن و روح شما را با هم پیوند میبخشد.

- وقتی اهدافی دارید که رسیدن به آنها برای شما معنی دار است، اعتماد به نفس شما بهبود می یابد و شانستان برای تجربه اضطراب به طور قابل توجهی کاهش میابد.

- شما به سرعت به چیزهایی که به عنوان اولویت در نظر گرفته نمی شوند، پاسخ منفی خواهید داد ، زیرا برای وقت خود ارزش بیشتری قائل هستید.

- از توان صرفه جویی مالی برخوردارید و منابع خود را به چیزهایی اختصاص میدهید که واقعاً برای شما مهم هستند.

- شما می توانید بدون ترس از طرد شدن زیست کنید. با شرایط خودتان زندگی میکنید و تابع فرد دیگری نیستید.

- شما خودتان را با دیگران مقایسه نمی کنید؛ زیرا این دست مقایسه ها میتواند باعث ایجاد افکار منفی یا خودخوری شود اما شفافیت می تواند افراد را به مسیری سوق دهد تا به آنها کمک کند که منحصر به فرد بودن خود را جشن بگیرند.

- شما بیش از حد مایل به مقابله با چالش ها برای رشد و یافتن راه حل های جدید خواهید بود.

- شما از استرس ناشی از نداشتن یک نقشه راه روشن برای زندگی خود پریشان و خسته نخواهید شد.

- اینکه میدانید چه می خواهید و می بینید که در زندگی به کجا می روید، می تواند منجر به آرامش درونی، شادی و آزادی شود.

- وقتی تمرکز دارید و اعمالتان را عمدی انجام می دهید، حتی افکارتان برای شما واضح تر می شود و به طور شهودی می دانید که چگونه بهتر پاسخ دهید.

- شفافیت همچنین می‌تواند منجر به روابط سالم‌تر شود، زیرا دیگر هدف شما راضی کردن یا تحت تأثیر قرار دادن نیست، بلکه هدف شما این است که منحصر به فرد بودن خود را به طور معناداری از صمیم قلب به اشتراک بگذارید.

- شما بیشتر به خود احترام می گذارید و بنابراین، صبر، عشق و شفقت بیشتری نسبت به خود نشان می دهید.

اهمیت تعیین مرزها

تعیین مرزها بخشی از زندگی عمدی است؛ این کاری است که باید خودتان برای خودتان انجام دهید، به خصوص اگر از اضطراب رنج می‌برید. فقط شما می‌توانید حد و مرزهای خود را بشناسید و برای سلامت روانی و عاطفی خود مسئول باشید. دلخوش کردن دیگران یا در اولویت قرار ندادن خودتان می‌تواند پیامدهای دوربردی برای سلامت روانی شما داشته باشد. به همین دلیل است که باید با خودتان صادق باشید و وقتی منظورتان نه است، به راحتی نه بگویید و هیچ وقت "بله" به کاری که نمیخواهید انجام بدهید، نگویید. تعیین مرزها برای همه طرفین مفید است. شما احساس کنترل بیشتری خواهید کرد و در موقعیت بهتری برای

جلوگیری از تعارضات عاطفی غیرضروری، استرس و اضطراب در زندگی خود قرار خواهید گرفت. اینگونه است که می‌توانید کنترل بیشتری بر زمان خود داشته و استقلال بیشتری در تصمیم‌گیری و زندگی خود به همراه داشته باشید.

اجازه ندهید کسی در زندگیتان، با بهای شما، قدرتمند شود. کاپیتان روح خود و استاد زمان و منابع خود باشید. تعیین مرزهای سالم، کیفیت روابط شما با دیگران را بهبود خواهد بخشید؛ برخلاف آنچه در ابتدا در مورد آن فکر می‌کنید. کسانی که شما را ارزشمند و محترم می‌شمارند، مرزهای شما را پاس خواهند داشت و همان انتظار را نیز از شما خواهند داشت. زندگی عمدی به این معناست که قوانین خود را بر اساس آنچه برای شما مفید است و چه چیزی مناسب نیست، تنظیم کنید. اولویت‌بندی زمان خود بر اساس برنامه، راهی عالی و مؤثر برای تعیین مرزهای خودتان است. این کار به مدت طولانی کمک خواهد کرد تا اطمینان حاصل کنید که انتخاب‌ها و روتین‌های روزانه شما با اهداف و علایق شخصی‌تان به خوبی هماهنگ باقی بمانند. (برنت، 2023)

مثال‌هایی از تعیین مرزها

- گفتن "نه" به دوستان در زمانی که برای شما مناسب است

- خودداری از تعامل با کسانی که داد می‌زنند و با شما با بی‌احترامی رفتار می‌کنند

- درخواست بازگشت اموالتان هنگامی که فرد مورد نظر، پاسخ شما را نمی‌دهد.

- پایان دادن به روابط سمی

- انتخاب عدم شرکت در فعالیت‌های خاص به دلیل عدم علاقه به آن‌ها

تعیین مرزها برای شکست دادن اضطراب و متناسب ماندن با هدف و عمل عمدی بسیار مهم است. زمانی که کنترل افکار و اعمال خود را از دست می‌دهیم، به درون اضطراب، تنش و آشوب درونی سُر می‌خوریم. بنابراین، مهم است که در تمام معاشرت ها و انتخاب های خود، تمایز را تمرین کنید. این کار روابط شما با مردم را بهبود می‌بخشد و از اینکه به دلیل عدم صداقت با خودتان ناراحت شوید، جلوگیری می‌کند؛ این موضوع دوباره ما را به اهمیت تعامل با مردم باز می‌گرداند. این بدان معنا نیست که باید روی راضی کردن مردم تمرکز کنید، بلکه باید در مورد مرزهای شخصی خود با آنها صادق باشید.

در این فصل، درس ارزشمندی آموختیم: هدف و عمل واقعی را با ابراز عشق، نگرانی و شفقت نسبت به دیگران پیوند دهیم. در فصل بعدی، چگونگی ایجاد و حفظ روابط سالم و محبت آمیز را بررسی خواهیم کرد.

8. ارتباطات محبت آمیز

عشق بهترین پادزهر برای اضطراب است. وقتی شما از اضطراب رنج می‌برید، در نبردی با ذهن خود باقی مانده اید. داشتن ارتباطات انسانی که ناشی از عشق و دلسوزی است را نمیتوان در دسته ی چیز های اختیاری قرار داد بلکه یک نیاز اساسی است و توانایی باز کردن قفل اضطراب شما را دارد. مشکلی که در رنج بردن از اضطراب وجود دارد، انزوایی است که با آن همراه میشود. همچنین، شما در موقعیت‌های اجتماعی گوناگون، چه حضور در جمع های بزرگ باشد یا خلوت کردن با کسی که دوستش دارید، احساس اعتماد به نفس نمی‌کنید. این همان چیزی است که دوست داشتن کسی که از اضطراب رنج می‌برد را دشوار می‌سازد. شما، به عنوان یک فردی که قربانی اضطراب شده، می‌توانید برای شریک زندگی یا اعضای خانواده‌تان یک چالش باشید. اشراف به این موضوع همچنین باعث می‌شود تا افرادی که با اضطراب دست و پنجه نرم میکنند، در میان ترس‌های خود گرفتار شوند و بخواهند از حضور در تمام سطوح زندگی اجتماعی ناپدید شوند. با این حال، شما باید تلاش کنید و حتی اگر در ابتدا این پیشرفت ها کوچک باشد، اما برای شکستن پوسته انزوای اجتماعی، باید همچنان تلاش کنید.

ارتباطات عاشقانه بهترین پادزهر برای اضطراب هستند. به عنوان انسان، ما ذاتاً موجوداتی اجتماعی هستیم و انزوا تنها یک مجازات خودخواسته است که بر خودمان تحمیل می‌کنیم. بله، اختصاص دادن زمان برای سکوت، خوداندیشی و کاوش در ابعاد درونی خودمان مهم است، اما زمانی ناسالم می‌شود که ما این کار را به حد افراط رسانده و دیگران را کاملاً از زندگی‌مان حذف کنیم. یافتن تعادل و انتخاب ارتباط با مردم، کلیدی برای باز کردن قفل اضطراب است. با پذیرش آسیب‌پذیری و اصالت، پرورش روابط معنادار و انجام اعمال مهربانانه، ما نه تنها کیفیت زندگی خود را افزایش می‌دهیم بلکه با ایجاد کردن امواجی مثبت توانایی دگرگون ساختن مجامع انسانی را نیز دارا هستیم . اگر با دقت در این مورد فکر کنید، متوجه خواهید شد که چقدر روابط انسانی می‌تواند قدرتمند باشد، نه تنها برای خودتان بلکه برای کل سیاره.

غلبه بر اضطراب اجتماعی

هر کلمه. هر جمله. هر چیزی که ایان بر زبان جاری میکرد ، باید قبل از اینکه بتواند موجب ارتباط با دیگران شود؛ به سوی کمال میل میکرد. ایان از اضطراب رنج می‌برد، اما ظهور اضطراب او در مواجهه شدن با ملاقات و برقراری ارتباط با دیگران بود. او خود را از قبل از این کار شکنجه می‌داد. او می‌خواست مطمئن باشد که حرف درستی می‌زند، سؤالات مناسبی می‌پرسد و مهم‌تر از همه، مردم او را دوست دارند و می‌پذیرند. او به این تأیید نیاز داشت،

زیرا درباره خودش احساس عمیقی از ناامنی داشت و وجود این حس او را در موقعیت‌های اجتماعی آسیب‌پذیر می‌کرد. من از داستان ایان برای نشان دادن یک مثال بسیار شدید از اضطراب اجتماعی استفاده می‌کنم. اگرچه مشکلات همه‌ی ما منحصر به فرد هستند اما افرادی که قربانی اضطراب شده اند احساس اجتماعی بودن نمی‌کنند و ممکن است تلاش زیادی برای شرکت در گردهمایی‌ها و اجتماع با دیگران لازم باشد.

این افراد حتی در روابط صمیمی شان، تمایل دارند کاملاً خود را کنار بکشند. این اتفاق به دلیل سرریز شدن احساسات، فکر کردن بیش از حد، جدیت ذهنی و نگرانی در مورد مسائل خاص رخ می‌دهد. بیاید تا به داستان ایان برگردیم ، او اغلب از خود می‌پرسید، «چرا خودم را در چنین شکنجه‌ای قرار می‌دهم؟» در مرکز تمام اضطراب‌های اجتماعی او احساس شرم بود. او از حضور و ناکافی بودن‌های فرضی خود شرم داشت، و یکی از باورهای محدودکننده او این بود: «من به اندازه کافی خوب نیستم!» آشنا به نظر می‌رسد؟ بیشتر ما این نوع شکنجه را تجربه کرده‌ایم. افراد ثابت عقیده که خودآگاه سالمی دارند نیز این شکنجه را تجربه می‌کنند، به ویژه هنگام روبرو شدن با طرد شدن. همه ما در زندگی‌مان با این حس روبرو شده‌ایم اما ایان نسبت به این موضوع شرم داشت و از وجود خودش عذرخواهی می‌کرد. این چیزی بود که او را استرس‌زده می‌کرد، و او تمام تلاش خود را می‌کرد تا با افراد عادی ارتباط برقرار کند.

یکی دیگر از باورهای محدودکننده او این بود که «من به اندازه کافی موفق یا باهوش نیستم.» همین باعث ظهور تمایلی مهار ناپذیر در او شد و او را به سمت کمال گرایی سوق داد. در اعماق وجودش، او می‌دانست انتظاراتی غیرممکن از خودش دارد ؛ با این حال اهمیتی نمی‌داد و در وسواس خود غرق شده بود. در برخی روزها، ایان به موفقیت‌های بزرگی دست می‌یافت. او موفق می‌شد و تأثیرات خوبی ایجاد می‌کرد، هرچند که آنها تأثیرات غلطی درباره خودش بودند. می‌بینید، وقتی ما باید سخت کار کنیم تا خودمان باشیم، در واقع خود واقعیمان نیستیم، نه؟ در واقع، ما در حال اجرای تئاتری برای نمایش یک شخصیت دروغین هستیم، چراکه در اعماق وجودمان، در جوهره ی خود قدرتمند هستیم. پس، در ظاهر، ایان نقش بازی می‌کرد و مهارت‌های اجتماعی که او برای محبوب شدن صرف میکرد، جعلی بود.

در بسیاری موارد دیگر، زمانی که کمال گرایی ممکن نبود، ایان به عنوان فردی در ذهنش ظاهر شد و اضطراب او را فرا گرفت. او به هر نقصی که در مهارت‌های اجتماعی‌اش ظاهر می‌شد چسبید و دچار حمله اضطراب شد. این روش ایده‌آلی برای ایجاد روابط عاشقانه با مردم یا هر نوع تعاملی نیست. اگر باعث می‌شود که به قدری عصبی شوید که باید خودتان را جعل کنید تا محبوب شوید، این کار را نکنید. با قدم های کوچک‌تر شروع کنید و روی نحوه تعامل خود با مردم در یک روز عادی، فقط با انجام کارهای معمولی، تمرکز کنید. به اهمیت تعامل خود برای رسیدن به یک

هدف توجه داشته باشید، چه همکاری با یک متصدی سوپرمارکت یا با شخصی تلفنی برای به دست آوردن یک سرویس حرفه ای.

هر مواجهه را به عنوان یک فرصت عالی برای شروع به ارتباط با مردم بر اساس یک نیاز متقابل در نظر بگیرید، چه برای به دست آوردن اطلاعات باشد یا فقط برای تشکر از خدماتی که به شما داده اند. به مردم به گرمی سلام کنید، به طور کامل از حضورشان آگاه شوید و ذهن خود را از نگرانی‌هایتان دور کنید. صادقانه تعامل کنید و خود واقعی‌تان باشید. اصالت کلید ایجاد روابط عاشقانه، حتی با غریبه‌ها است، زیرا تعامل انسانی کلید رسیدن به نیازهای اجتماعی ماست، حتی اگر فقط مسئله سلام کردن دلپذیر به مردم باشد، لبخندی از ته دل وقتی که صبح‌ها در پارک قدم می‌زنید، یا سلام کردن به مسئول پارکینگ و آرزوی یک روز فوق‌العاده برای او. با مردم آن‌طور رفتار کنید که دوست دارید با شما رفتار شود، حتی در حرکات کوچک. آن وقت شما در مسیر بهبود روابط صمیمی و ارتباطات اجتماعی شخصی خود خواهید بود. امروزه، ایان این موضوع را در مورد روابط درک می‌کند (چو، 2023، بند :(18

همه روابط در راستای پرورش یک ارتباط از طریق گفتگو هستند. شما فقط باید حاضر شوید، چیزی بگویید و گوش دهید. نیازی نیست که بهترین مکالمه‌کننده دنیا باشید.

انسان‌ها برای ارتباط برنامه‌ریزی شده‌اند

ما نمی‌توانیم از ساختار بیولوژیکی خود فرار کنیم. انسان‌ها به گونه ای طراحی شده‌اند تا با دیگران ارتباط برقرار کنند گویا که پیداش ما برای همدلی، دلسوزی، همکاری، ارتباط و نشان دادن بخشندگی و مهربانی بوده و این طبیعت واقعی ماست. وقتی از داشتن آن محروم شویم، افسرده، غمگین، مضطرب و بسیار تنها می‌شویم. این یک حقیقت دیگر و ویران‌کننده در مورد اضطراب است: اضطراب ما را از برکات ویژگی های طبیعی‌مان محروم می‌کند. هیچ راهی وجود ندارد که بتوانیم به لحاظ علمی و بیولوژیکی آن را انکار کنیم که طبیعت اجتماعی بودن و رانده شدن توسط یک نیاز داخلی برای برقراری ارتباط با دیگران فراخوانی از سوی طبیعت است. تلاش برای مخالفت با این فراخوان ، نفرت‌انگیز است زیرا ضد اجتماعی بودن پدیده ای غیر طبیعی است. اضطراب، افسردگی، ترس از رد شدن و احساس ناامنی نیز غیرطبیعی هستند

و به همین دلیل ما رنج می‌بریم و به همین دلیل نیاز مبرمی برای پایان دادن به این رنج وجود دارد.

انسان‌ها موجوداتی اجتماعی هستند. گرایش ما برای برقراری ارتباط با دیگران زیاد است و نیاز ما به این کار مهم است. وقتی این کار را انجام می‌دهیم، احساس شادابی، شادی، هدفمندی و تأیید شدن می‌کنیم. فقط به اشتراک گذاشتن یک لبخند گرم با یک غریبه می‌تواند لحظه‌ای شاد باشد. این یک یادآوری از اهمیت ارتباط برقرار کردن ما، شکل دادن به روابط، همکاری با دیگران و کار کردن با هم برای ساختن جوامع است.

نتایج مثبتی که اثراتی دائمی ایجاد می‌کنند، به شکل‌گیری وجود جمعی ما کمک می‌کنند تا آن را دلپذیرتر، هدفمندتر و رضایت‌بخش‌تر سازند. وقتی کار می‌کنیم، به یکدیگر خدمت می‌کنیم؛ کار ارزشمندی انجام می‌دهیم تا امرار معاش کنیم و با خانواده انسانی خود همکاری کنیم. بنابراین، دست‌کم گرفتن ارزش شکل دادن به روابط معنادار و عاشقانه نوعی کم گذاشتن تلقی میشود. اضطراب، جنگی درونی است که شما را از تجربه شادی در تعاملاتتان با دیگران باز می‌دارد. این چیزی است که ممکن است قبلاً ندانسته باشید: طبیعت اجتماعی ما فقط محصول چگونگی تربیت ما نیست. بلکه طراحی قابل مشاهده مغزی ما است. از لحاظ بیولوژیکی، ما برای برقراری روابط با دیگران ساخته شده‌ایم.

همدلی از ذات ما نشات میگیرد. به این فکر کنید که مردم هنگامی که جنگی آغاز میشود چگونه به آن واکنش نشان می‌دهند. همدلی نشان دادن با دیگران بازتابی از اتصال ما به آن هاست. عصب‌شناسان به شما خواهند گفت که ما مداری در مغزمان داریم که به همدلی با دیگران اختصاص داده شده است. این توانایی ما را برای همدلی با دیگران در زمان وقوع درد توضیح می‌دهد. ما توانایی ادراک آنچه دیگران تجربه می‌کنند را داریم و آن‌ها نیز به نوبه خود توانایی دلداری دادن به ما در زمانه ی رنجمان را دارا هستند . اضطراب نباید به معنای مرگ اجتماعی باشد؛ بلکه نتیجه آشوب ذهنی است که در آن قرار دارید. پس، شکستن مرزهای اضطراب برای ارتباط با مردم، شما را به حالت طبیعی و انسانی خود بازمیگرداند. فعال‌سازی مدار مغزی ای که به همدلی اختصاص یافته به ما کمک می‌کند تا احساس امنیت، گرما و محبت کنیم، پس باید به دنبال این احساسات باشیم، زیرا شفا تنها در زمانی رخ می‌دهد که احساس گرما و نرمی آغاز شود. عشق مهم است. دوستی شفا می‌دهد و به ما امید می‌بخشد، و مراقبت از دیگران قلب را برای رهایی از دردی که ما را در زندگی عقب نگه داشته، باز می‌کند (آلن، 2022).

اکسی‌توسین نام هورمونی است که مغز وظیفه ی ترشح آن را دارد و مسئول احساسات گرم و نرمی است که هنگام ارتباط با مردم تجربه می‌کنیم. حتی به اشتراک گذاشتن یک خنده یا گفتگوی معنادار برای ترشح اکسی‌توسین کافی است. وقتی این اتفاق

می‌افتد، معمولاً احساس زنده بودن، شور و هیجان، و حتی فقط خوشحالی می‌کنید. همانطور که شما به ورزش برای تحریک غدد تولید کننده ی هورمون‌های شادی‌آور موسوم به اندورفین‌ها نیاز دارید و ورزش کردن به صورت منظم حس خوشحالی به ما میدهد ، به روابط و ارتباطات انسانی نیاز داریم تا از فواید درمانی اکسی‌توسین، دوپامین و سروتونین لذت ببریم. اکسی‌توسین به ما کمک می‌کند تا وقتی با افراد هم عقیده هستیم، احساس آرامش و صلح با خود و جهان را داشته باشیم.

ناقل‌های عصبی دوپامین و سروتونین نیز به شدت با اکسی‌توسین ارتباط دارند. این هورمون های سه‌گانه مسئول پروانه‌هایی است که در شکممان حس می‌کنیم وقتی که در کنار دیگران خوشحال هستیم. هر سه آنها حس رفاه و کیفیت بالا تری از زندگی ایجاد می‌کنند و بنابراین مسئول حالات عاطفی و روانی سالم هستند.پس راه منطقی آن است که از تعاملات اجتماعی دوری نکنیم، به ویژه وقتی می‌دانیم که اضطرابی در زندگی‌مان حضور دارد. گاهی، بیرون رفتن بیشتر یک مسیر معتبر برای بهبود و پیروی برای شکستن ترس‌ها و اضطراب شماست (اوونز، 2021). حال که میدانیم چرا ارتباطات انسانی مهم هستند ، بیایید معایب انزوای اجتماعی را مروری کنیم؛ زیرا اضطراب با این پدیده دارای ارتباطی مستقیم است.

معایب انزوای اجتماعی

اگر از اضطراب رنج می‌برید، انزوای اجتماعی این مشکل را تشدید خواهد کرد و هیچ گونه تسکینی ارائه نخواهد داد. رنج‌برندگان به اشتباه تصور می‌کنند که انزوای اجتماعی آنها را از خطرات بیرونی محافظت خواهد کرد که این خود تحریک‌کننده تحریک‌پذیری، فکر کردن بیش از حد، نگرانی و ترس‌های آنها خواهد بود. این تصور نادرست است. بله، مقداری استراحت و تنهایی رفتار سالمی است، اما وقتی خودتان را به اشتباه از دنیا جدا می‌کنید تا از خودتان محافظت کنید، باید با پیامدهایی مواجه شوید. تحقیقات به ما نشان می‌دهد که ارتباط قوی بین ارتباط اجتماعی و سلامت روان وجود دارد (چری، 2023). وقتی خودمان را از دیگران جدا میسازیم، خطر ابتلا به افسردگی و اضطراب را افزایش می‌دهیم، پس اگر پیش زمینه ای از تجربه ی اضطراب را دارید، شرایط خود را بدتر می‌کنید. همچنین شانس دریافت حمایت عاطفی از دیگران را کاهش می‌دهید. انزوا تغییراتی در مغز ایجاد می‌کند و این موضوع نیز می‌تواند یکی از علل اصلی وقوع مشکلاتی برای سلامت روان باشد. پس به انزوا راندن خود می‌تواند باعث عقب گرد در مسیر بهبودی شود.

وقتی که ما از حمایت اجتماعی در مسیر بهبودی خود برخوردار نیستیم، احتمال شکست خوردن فرایند مدیریت استرس حتی بیشتر از انزوا وجود دارد. ما به حمایت اجتماعی و عاطفی نیاز

داریم و نیاز داریم تا شنیده و دیده شویم تا احساس اعتبار و تنها نبودن را تجربه کنیم، به ویژه وقتی با الگوهای فکری منفی، رفتارهای خودویرانگر و مشکلات کمبود اعتماد به نفس دست و پنجه نرم می‌کنیم.

نتیجه این است که دریافت حمایت و اعتبار باعث ایجاد حس تعلق خاطر میگردد و این احساس در زمانی که از اضطراب یا هر شرایط دیگری که سلامت روانمان را مخدوش میکند و رنج می‌بریم به کمک ما میشتابد. درون ذهن ما که میدان نبرد با اضطراب است، به اندازه کافی تنهایی وجود دارد. گوش دادن به صحبت های حمایت‌آمیز، تشویق شدن از سمت دیگران و یافتن آرامش در تعاملات اجتماعی می‌تواند ما را بالا بکشد و الهام بخش باشد تا به زندگی خود ادامه دهیم و دلیلی برای شاد زیستن پیدا کنیم.

در ادامه نحوه شناسایی نشانه‌های انزوای اجتماعی آمده است (چری، 2023):

- کناره‌گیری از فعالیت‌های اجتماعی یا لغو برنامه‌های اجتماعی با دیگران

- احساس بیش از حد خودآگاهی و ناراحتی وقتی افراد دیگر در اطراف شما هستند

- لغو کردن رویدادها یا فعالیت‌های اجتماعی به طور کامل

- اجتناب از دیدار دوستان قدیمی یا ملاقات با افراد جدید

- صرف کردن زمان زیاد برای تنهایی بدون تماس انسانی

- بروز ندادن احساس نیاز در مقابل افراد برای کمک

- بدگمانی به افرادی که وارد فضای شخصی شما می‌شوند

- داشتن احساس خطر در هنگام برقراری ارتباط با مردم

- حس عدم اعتماد یا وجود اشکالات اعتمادی در مواجه با افراد جدید

- عدم برقراری ارتباط با هیچ کس به هیچ شکلی

- احساس غم و بی‌حالی

- احساس رد شدگی و عدم علاقه به برقراری تماس انسانی

- رد کردن دوستی‌ها و حتی ارتباطات از پیش برنامه ریزی نشده

راهنمایی‌ها و تکنیک‌ها برای رهایی از انزوای اجتماعی

رهایی از انزوای اجتماعی می‌تواند نجات‌بخش باشد. برای بیرون آمدن از تنهایی، می‌توانیم کارهای زیر را انجام دهیم و این درباره برداشتن یک قدم به سوی ناشناخته هاست (وینچ، 2013):

- **اقدام کنید:** اگر خودتان را ایزوله کرده‌اید و حالا متوجه شده‌اید که تنهایی فقط حس بدبختی شما را بیشتر می‌کند -که احتمالاً این طور است، به ویژه اگر از اضطراب رنج

می‌برید - پس بر عهده شماست که ابتکار عمل نشان دهید و از این وضعیت رهایی پیدا کنید. باشگاه بروید ، به عنوان داوطلب در موسسات خیریه فعالیت کنید، در رویداد های آنلاینی که در زمینه‌های علاقه‌مندیتان برگزار میشوند شرکت کنید، گفتگوهای بیشتری از طریق FaceTime با مردم داشته باشید و تلاش کنید تا روابط خود را با اعضای خانواده و دوستانتان حفظ کنید و حتی بهبود ببخشید . دعوت به حضور در محافل اجتماعی را رد نکنید؛ شروع به پذیرفتن آن‌ها کنید و واقعاً برای حضور در آن تلاش کنید!

- **ذهنیت خود را باز کنید:** نگذارید ترس شما را به نتایج منفی در مورد مردم برساند. فقط ذهن باز داشته باشید و خوش‌برخورد باشید. لازم نیست با همه صمیمی شوید. به یاد داشته باشید که ما همه موجوداتی اجتماعی هستیم و تلاش کنید تا به تدریج افراد را بشناسید. در مسیر این سفر اجتماعی سعی کنید بیشتر از داشتن هدف برای دوستی عمیق با مردم ، از ایجاد دوستی‌های جدید و ملاقات آدم های تازه لذت ببرید. آرام باشید و فقط به داشتن تفریح و ملاقات با افراد هم‌فکر جدید باز باشید.

- **به سمت مردم بروید:** از نزدیک شدن به مردم و آغاز کردن گفتگو نهراسید، حتی اگر فقط با صاحب کافه ی

محله تان باشد. این می‌تواند به چیزی تبدیل شود که منتظر آن باشید در حالی که از قهوه و گپ دوستانه درباره هر موضوعی که ممکن است مورد علاقه تان باشد، لذت می‌برید.

خلاصه اینکه شما باید تنهایی خود را به عنوان بخشی از مشکل اضطرابتان طبقه بندی کنید . شکست دادن اضطراب به این معناست که شما باید در راستای رهایی از تمام تله‌هایی که برای خودتان گذاشته اید تا در تنهایی گیر بیوفتید، تلاش کنید. هنگامی که این سفر را به قصد خروج از این وضعیت و اجتماعی شدن آغاز می‌کنید، شما دوباره طعم شیرین آزادی را خواهید چشید!

در این فصل، ما بر اهمیت توسعه روابط عاشقانه و معنادار با دیگران تأکید کردیم. در فصل 9، بررسی خواهیم کرد که چگونه می‌توانیم هماهنگی را در محیط زیست خود ایجاد کنیم تا بتوانیم رشد و زندگی خوب خود را پشتیبانی کنیم.

۹. محیط امن

محیط ما، چه نزدیک و چه دور، تأثیر عمیقی بر سلامت روانی ما دارد. تصور کنید اگر در یک اردوگاه پناهندگان یا منطقه جنگی بزرگ شده باشید. فکر می‌کنید که قرار گرفتن در معرض این محیط، چه تأثیری بر شکل‌گیری شما داشته باشد؟ لزوماً نباید یک عامل محدودکننده باشد، اما بدون شک به روش‌های بسیاری بر شما تأثیر عمیق خواهد گذاشت و مفهوم امنیت برای شما معنای جدیدی خواهد داشت. حتی در زندگی عادی، امنیت در محیط ما می‌تواند آرامش بیشتری به ما بدهد. نحوه زندگی ما با خودمان و عزیزانمان تعیین می‌کند که چقدر در محیط خود احساس امنیت می‌کنیم. عامل دیگر این است که چگونه فضا را در محیط‌هایمان ایجاد می‌کنیم. آیا فضای شخصی خود را با ساختن آن به یک پناهگاه صلح و رضایت ارزشمند می‌دانید یا اجازه می‌دهید فضایتان شلوغ و حتی مختل شود؟ با شناسایی محیط‌های سمی و به طور عمدی ایجاد پناهگاه‌های صلح، می‌توانیم از قدرت محیط خود برای پرورش آرامش و ثبات در زندگی‌هایمان بهره ببریم.

محیط ما معمولاً عامل صلح نادیده‌گرفته شده است و البته که می‌تواند تأثیر عمیقی بر سلامت روانی ما داشته باشد. اگر شما در یک اردوگاه پناهندگان یا در منطقه جنگی بزرگ شده باشید،

احساس ناامنی، ترس و حتی اغلب دچار تروما می‌شوید. این موضوع بر توانایی شما برای مولد بودن و احساس آرامش تأثیر می‌گذارد. فرآیندهای فکری شما مختل خواهد شد، زیرا ترس به طور مداوم بروز می‌کند - ترس از زندگی و مرگ و ندانستن چگونگی کنترل وضعیت "ناتوان" کنونی خود. بنابراین، محیط ما عامل بزرگی برای غلبه بر اضطراب است. حالا که شما در منطقه جنگی یا اردوگاه پناهندگان زندگی نمی‌کنید، پس می‌توانید شروع به فکر کردن در مورد چگونگی بهبود محیط خود کنید تا شانس بهتری برای شکست دادن اضطراب و یافتن صلح درونی داشته باشید. هدف این فصل این است که شما را قادر سازد تا گام‌های عملی برای تبدیل فضاهای شخصی خود به پناهگاه‌های آرامش بردارید. با انجام این کار، شما قادر خواهید بود وضعیت بهزیستی ذهنی خود را بیشتر بهبود بخشید.

تبدیل خانه به یک پناهگاه

در طول همه‌گیری COVID-19 در سال 2020 بود که مردم، از جمله درمانگران، ناگهان توجه خود را به محیط خانه‌هایشان معطوف کردند. در دوران قرنطینه، میلیون‌ها نفر در سراسر جهان در خانه‌هایشان پناه گرفتند. در بسیاری از موارد، این امر منجر به اضطراب و استرس جدید شد. ترس از ترک خانه‌ها به وجود آمد و تعدیلات عمده‌ای در کسب‌وکارها انجام شد. تعطیلی‌ها و استعفاها رخ داد و همه چیزهایی که ما انجام می‌دادیم، چگونگی

زندگی‌مان و سلامت روان ما تحت تاثیر قرار گرفت. این به دلیل تأثیر عمده همه‌گیری کرونا بر جهانی بود که ما زمانی می‌شناختیم. تعدیلات خانه تبدیل به یک اولویت بزرگ شد، زیرا بیشتر مردم مجبور شدند همه کارها را در خانه انجام دهند.

ناگهان، خانه‌های ما تبدیل به فروشگاه‌های همه‌کاره شدند و برای بیشتر مردم روشن شد که چقدر مهم است تا توجه بهتری به محیط ایجاد شده در آنجا شروع کنند. محیط می‌تواند یا مکانی برای آسایش و پناهگاه باشد یا یک منطقه جنگی دیگر. بله، ما با خودمان در جنگ بوده‌ایم و این نیز یکی از دلایل اضطراب بزرگ است، زمانی که ما بازی سرزنش کردن را ادامه می‌دهیم و نه بازی "من فراتر از اندازه قدرتمند هستم". برای کسانی که در خانه کار می کنند، حتی پس از همه گیری، محیط زیست کلیدی برای افزایش سطح بهره وری است. چه حالا در خانه کار کنید یا نه، ما درس‌های مهمی در مورد نحوه شروع به ایجاد محیطی بیشتر مراقبت‌کننده، امن و حامی فعالیت‌هایی که در آن شرکت می‌کنیم، آموختیم.

محیط ما جایی است که ما در آن غذا می‌خوریم، می‌خوابیم، کار می‌کنیم، استراحت می‌کنیم، سرگرم می‌شویم و عشق را به نزدیکانمان نشان می‌دهیم. به همین دلیل است که ما باید محیط خانه‌مان را به مکانی تبدیل کنیم که بیشتر زمان با کیفیت خود را تنها یا با کسانی که دوستشان داریم، در آن بگذرانیم. شمع‌ها را

برای شام روشن کنید، گل‌های تازه را در اطراف خانه نگه دارید، اگر دوست دارید، آثار هنری زیبا نصب کنید و آن را در طول روز تمیز و خوشبو نگه دارید. به خانه خود به عنوان امتداد بدن خود نگاه کنید. وقتی از بهداشت خود مراقبت نمی‌کنید، احساس اضطراب و استرس بیشتری خواهید کرد، به ویژه اگر قبلاً در قایق اضطراب نشسته باشید. مراقبت از بهداشت شخصی، بیدار شدن از خواب با احساس مثبت و آرامش و نگه داشتن خانه‌تان به شکلی تازه، الهام‌بخش و دوست‌داشتنی برای بودن در آن، مفید است.

خانه شما باید به جایی تبدیل شود که همیشه احساس خوبی در آن داشته باشید. باید به شما در رسیدن و حفظ آرامش درونی در زندگی‌تان کمک کند. اگر از یوگا لذت می‌برید، مکانی الهام‌بخش برای یوگا ایجاد کنید و در باغچه‌تان جای دلنشینی برای مراقبه بسازید. مطمئن شوید که میز کارتان همیشه تمیز است و لکه‌ای نباشد که حالتان را بد کند. دوباره تأکید می‌کنم، نیازی نیست برای تبدیل خانه‌تان به پناهگاه خصوصی هزینه زیادی کنید. با رفع شلوغی‌ها شروع کنید و تصور کنید که دوست دارید محیط خانه‌تان چگونه به نظر برسد و احساس کند تا به شما در احساس عالی بودن از درون کمک کند. اگر برای شام در خانه می‌مانید، محیط خانه می‌تواند به اندازه رفتن به بیرون برای شام خوردن و حتی بهتر از آن باشد.

مقابله با اضطراب زمانی که در محیط خانه‌ای شلوغ و نامرتب زندگی می‌کنید، دشوارتر است. توجه کردن به محیط اطرافتان و احساساتتان نسبت به آن، تفاوت بزرگی در دنیای شما ایجاد می‌کند. کنترل کامل فضای خانه‌تان بسیار قدرتمند است. خانه‌تان را به چیزی تبدیل کنید که صبح‌ها با باز کردن چشم‌هایتان از دیدنش شگفت‌زده شوید. خانه باید برای شما راحت و رضایت‌بخش باشد، نه برای تحت تأثیر قرار دادن دیگران، بلکه برای اینکه وقتی در خانه هستید، احساس خوبی نسبت به خودتان داشته باشید! در اینجا چند قدم برای کمک به شما در تبدیل محیط خانه‌تان به یک پناهگاه خصوصی آمده است (تارتاکوفسکی، 2020):

یک فضای کاری ایجاد کنید: می‌توانید یک اتاق جداگانه را به عنوان فضای کاری‌تان اختصاص دهید، یا می‌توانید جایی را که ترجیح می‌دهید به عنوان فضای کاری‌تان انتخاب کنید. این مکان می‌تواند گوشه‌ای از اتاق خوابتان باشد یا جایی که به باغچه نگاه می‌کند. همچنین، کتاب‌ها و پرونده‌های خود را به گونه‌ای سازماندهی کنید که دکور شما را زشت نکنند.آنها را مرتب و وسایلی که دیگر برای کارتان نیاز ندارید را دور بیندازید.

نیازهای خود را بیان کنید: با همه افراد خانواده‌تان درباره کاری که برای ایجاد یک پناهگاه خانگی انجام می‌دهید، صحبت کنید و به نیازهای آنها هم توجه کنید. به عنوان مثال، می‌توانید گوشه‌ای

را به عنوان مکان بازی بچه‌ها درست کنید. می‌توانید با آنها در مورد اهمیت اینکه فضای کاری شما، مکانی خصوصی فقط برای تمرکز و انجام تماس‌های کاری‌تان باقی بماند، صحبت کنید.

جدیت خود را در مورد بوهایی که دوست دارید به کار ببرید: آیا بوی گل‌ها یا گیاهان را دوست دارید؟ می‌توانید در هر اتاق گل و دستگاه خوشبوکننده قرار دهید تا حس آرامش را القا کند. بوی اسطوخودوس آرام‌بخش است و بوی مرکبات حواس شما را زنده می‌کند و انرژی جدیدی به شما می‌بخشد. چرا یک کاسه پر از لیموی تازه روی میز غذاخوری خود نگذارید؟ از تخیل خود استفاده کنید و در مورد استفاده از عطرها در محیط خانه خلاق باشید.

یک منطقه آرام ایجاد کنید: فضایی را در نظر بگیرید که می‌توانید در آن شمعی روشن کرده و برای چند لحظه در روز با تمرکز بر شعله شمع، ذهن خود را پاک کنید و خودتان را مورد بازبینی قرار دهید. این می‌تواند فضایی برای صاف کردن ذهنتان باشد تا به زندگی درونی شما خدمت کند. وقتی این کار را انجام می‌دهید، مطمئناً استراحت، سکوت و مراقبه را به عادت و بخش طبیعی از سبک زندگی خود تبدیل خواهید کرد. این فضا می‌تواند هر جایی باشد که برای شما مناسب است، حتی کمد دیواری شما!

تأثیر محیط بر سلامت روان

طبق گفته پژوهشگران، عوامل محیطی بسیاری وجود دارند که می‌توانند بر احساسات شما تأثیر بگذارند - از نحوه چیدمان فضای خانه گرفته تا انرژی کل یک جامعه. به عنوان مثال، اگر در محیطی طبیعت‌گرا زندگی می‌کنید، زندگی جمعی بیشتر هماهنگ با انرژی آرام و بی‌دغدغه خواهد بود. همچنین، وقتی مردم در ملک‌های جذاب زندگی می‌کنند، معمولاً احساس رفاه بیشتری دارند تا کسانی که در جوامع فرسوده زندگی می‌کنند. با این حال، من به شدت باور دارم که می‌توانید با انتخاب‌های شخصی منحصر به فرد خود، روی انرژی و جو خانه‌تان تأثیر بگذارید و آن را تنظیم کنید. همچنین ممکن است با عدم تمرکز بر محدودیت‌های جغرافیایی محل زندگی‌تان، انرژی‌های خارجی را حذف کنید.

اگر ذهنیت رشد داشته باشید، به راحتی تحت تأثیر عوامل منفی محیط اطرافتان قرار نخواهید گرفت و راهی برای غلبه بر آنها پیدا خواهید کرد. زندگی نزدیک به طبیعت قطعاً یک عامل مثبت است، همچنین داشتن امنیت بالا، زیرا این نیز به طور طبیعی آرامش بیشتری به ذهن می‌آورد. تصمیم به گذراندن زمان در طبیعت می‌تواند برای افرادی که از اضطراب و افسردگی رنج می‌برند، باعث بهبودی بسیار زیادی باشد. طبیعت علائم افسردگی، انزوا و اضطراب را تسکین می‌دهد. نشستن به آرامی و لذت بردن از زیبایی یک روز دلنشین می‌تواند بسیار انگیزه‌بخش

باشد. سایر عوامل محیطی که باید در نظر گرفته شوند؛ روشنایی در خانه، محیط های اجتماعی نزدیک است که به شما امکان می دهد با دیگران تعامل کنید، مانند مراکز اجتماعی و گروه های حمایتی، و دسترسی به پزشکان حرفه ای برای مراقبت های بهداشتی است. (آبالون، 2021)

شناسایی محیط‌های سمی

همچنین عوامل خاص بسیاری وجود دارند که می‌توانند بر نحوه درک و ارتباط شما با محیط خانه و محله‌تان تأثیر بگذارند. هر یک از تأثیرات زیر می‌توانند واکنش‌های روانی قوی اما منحصر به فردی را ایجاد کنند (ابالونی، 2021):

آشنایی

میزان آشنایی که شما نسبت به یک محیط می‌تواند هم مثبت و هم منفی باشد. اگر ارتباطات مثبتی با خانه دوران کودکی خود بر اساس خاطرات خوب داشته باشید، بازگشت به آنجا برای شما باعث ایجاد حس نوستالژی و شادی خواهد شد. اما، اگر این خانه با خاطرات بد یا تروماتیک همراه باشد، بازگشت به آنجا بسیار دردناک خواهد بود. شاید دیدار خود را به تأخیر بیندازید و حتی احساس بیماری جسمی کنید. آشنایی زمانی که به خاطرات بد یا تجربیات منفی مربوط می شود می تواند یک چیز منفی باشد. همین امر می‌تواند در مورد مکان‌های تاریخی منفی نیز صادق باشد. بازدید

از یادمان‌های جنگی می‌تواند احساس غم‌انگیزی ایجاد کند، به ویژه اگر عزیزی را از دست داده باشید.

مردم

ما از قبل می‌دانیم که وقتی در جمع افراد الهام‌بخش و با دیدگاه‌های مثبت قرار می‌گیرید، شما نیز شروع به احساس این گونه خواهید کرد. افراد تعیین‌کننده نحوه تأثیرپذیری شما از محیط هستند. اولویت شما باید این باشد که خود را با افراد الهام‌بخش و بالابرنده‌ای که از شما حمایت می‌کنند، احاطه کنید؛ برخلاف افراد بدبینی که ترجیح می‌دهند شما نسبت به مسائل احساس بدی داشته باشید. وقتی تعارض زیادی بین مردم در یک محیط وجود دارد، به طور طبیعی در آن محیط احساس اضطراب بیشتری خواهید کرد. به همین دلیل است که در نظر گرفتن نوع افرادی که محیط خود را با آنها به اشتراک می‌گذارید بسیار مهم است.

حواس

هر چیزی در محیط شما که بر حواس شما تأثیر می‌گذارد، می‌تواند تأثیر عمیقی بر خلق و خو و وضعیت سلامتی شما داشته باشد. اگر در محیطی زندگی می‌کنید که بوی خوبی ندارد، نورپردازی ضعیفی دارد، یا شاید زیرساخت‌های آن خطر سلامتی داشته باشد، مانند کپک سیاه سمی روی دیوارها، در این صورت احساس می‌کنید که از خانه نامیدن آن مکان بی انگیزه می شوید و ممکن

است احساس ناراحتی داشته باشید. اگر محیط خطر سلامتی برای ساکنانش داشته باشد، می‌تواند بر سلامت شما تأثیر منفی بگذارد. صداهای ناخواسته نیز می‌توانند مشکل‌ساز و حواس‌پرت‌کننده باشند، به خصوص اگر محله شما پر سر و صدا باشد یا نزدیک به مکانی زندگی کنید که سر و صدای زیادی ایجاد می‌کند، مانند یک کارخانه پر تردد. به همین دلیل است که نصب عایق صوتی محبوب است؛ زیرا که آلودگی صوتی می‌تواند احساس ناراحتی و حواس‌پرتی ایجاد کند.

مرتب‌سازی

قبلاً اشاره کردم که داشتن فضایی واضح و بدون شلوغی در خانه چقدر مهم است. نظافت و مرتب بودن، احساس سلامتی را تقویت می‌کنند. زمانی که محیط اطرافتان شلوغ و آشفته باشد، نه تنها ظاهراً ناخوشایند است، بلکه می‌تواند روحیه شما را پایین بیاورد و ذهنتان را با افکار درهم بریزد. سعی کنید هر سه تا شش ماه یک بار کمدهایتان را تمیز کنید تا اطمینان حاصل کنید که محیط‌های شخصی و کاری‌تان بهم ریخته و نامرتب نشوند. خانه‌تان را با وسایل زیادی شلوغ نکنید. فضایی باز و جریان‌دار داشته باشید. برخی گیاهان اضافه کنید تا اکسیژن بیشتری وارد کنید و احساس آرامش و صلح را به ارمغان بیاورید.

در این فصل، ما یک گذار زیبا و روان در محیط خانه خود انجام دادیم، گذاری که برای سلامت روانی ما پشتیبانی‌کننده و معالجه‌کننده است. در فصل بعد، ما به بحث عمیق‌تری در مورد دستیابی به آرامش درونی پایدار خواهیم پرداخت.

10. حفظ آرامش درونی

سفر آرامش درونی یک فرایند مستمر است. تجربه کردن لحظه‌های مداوم آرامش درونی ممکن نیست، زیرا دنیای بیرون می‌تواند جریان ما را مختل کند. این دلیل بیشتری است برای ماندن در مسیر آرامش درونی با پیروی از توصیه‌های ارائه شده در هر فصل این کتاب. رویکرد TRANQUILS راه نهایی شما برای بازگشت به خانه به همراه آرامش درونی، شادی، خوشحالی و لحظه‌های سعادت است. با این حال، وقتی به دنبال یافتن آرامش درونی هستید، آن را به عنوان یک سفر ببینید نه یک مقصد. این سفر به سوی احساس کامل‌تر بودن و کمتر پراکنده، قوی‌تر و شجاع‌تر بودن و کمتر آسیب‌پذیر بودن در برابر تأثیرات بیرونی است. صرف زمان بیشتر برای تفکر در سکوت و گسترش آگاهی خود از خودتان؛ قدرت، اعتماد به نفس و روشن‌بینی بیشتری را به زندگی شما خواهد بخشید.

آخرین مورد به عنوان پرش‌بلندی برای دستیابی به آرامش درونی بیشتر و کاهش استرس و اضطراب عمل می‌کند. هنگامی که شما واقعاً در این مسیر قرار می‌گیرید، سفر شگفت‌انگیزتر می‌شود و متوجه خواهید شد که چگونه ذهن شما از توهماتی که زمانی به عنوان حقیقت پذیرفته بود، دور شده است، که این امر منجر به

اضطراب می‌شد. سفر به سوی آرامش درونی نیاز به تعهد مداوم و پیگیر از جانب شما و آگاهی از آن چیزهایی دارد که بیشترین تأثیر را بر شما می‌گذارند. وقتی شما به طور آگاهانه‌تری از نحوه تأثیرپذیری آرامشتان توسط عوامل بیرونی یا مسائل مرتبط با ترس‌هایتان آگاه می‌شوید، پاسخگوتر می‌شوید. به خاطر داشته باشید که برخی از بزرگترین بیداری‌ها و بینش‌ها از طریق لحظه‌های آشوب و اضطراب به وجود می‌آیند.

به همین دلیل، آگاهی از همه چیزهایی که ممکن است جریان شما را مختل کنند، بخش مهمی از سفر حفظ آرامش درونی شماست. تعیین مرزهای معنادار برای دور نگه داشتن عوامل استرس‌زا به شما کمک خواهد کرد تا در زندگی به جلو حرکت کنید. شما در موقعیت بهتری قرار خواهید گرفت تا از چیزهایی که بیشتر دوست دارید لذت ببرید و کمتر با چیزهایی که باعث ناراحتی شما می‌شوند درگیر شوید. وقتی وقفه‌هایی در جریان آرامش شما رخ می‌دهند، آنها را به عنوان لحظه‌هایی برای توقف و تأمل، بررسی حقایق عمیق‌تر خود و یافتن راه‌هایی برای فراتر رفتن از این وقفه‌ها ببینید. در آغوش گرفتن خود و دلسوزی و صبر می‌تواند تعهد شما را به جستجوی مداوم برای دستیابی به آرامش درونی بیشتر محکم کند.

سفر ملانی به سوی آرامش

ملانی یک مادر پرمشغله بود. او با همه استرس‌های معمول زندگی که با این وضعیت همراه بود، دست و پنجه نرم می‌کرد. در فصل بهار، زندگی‌اش به دلیل استفاده از وسیله کنترل بارداری که در بدنش کار گذاشته شده بود و با هورمون‌هایش بازی می‌کرد، به هم ریخت و این مسئله منجر به مشکلات سلامت روانی نیز شد. برای مقابله بهتر، ملانی تصمیم گرفت به جای کار تمام‌وقت، به صورت پاره‌وقت کار کند. این تغییر برای مدتی زندگی را آسان‌تر کرد. او می‌توانست بیشتر استراحت کند و احساس استرس کمتری داشت.

با این حال، زمانی که ملانی آماده بازگشت به کار تمام‌وقت بود، علائم جدیدی ظاهر شدند که بار دیگر او را از تعادل خارج کردند. او دچار ترس‌های ناگهانی و عجیبی می‌شد. همچنین هر زمان کسی در اطرافش بیمار می‌شد، او نیز بیمار می‌شد که این نیز عجیب بود. حتی اگر این حوادث کوتاه‌مدت بودند، او نگران بود که آیا چیز عجیبی در درون او رخ داده باشد. بنابراین، ملانی به پزشک خود مراجعه کرد و تشخیص داده شد که او اختلال اضطراب عمومی را دارد.

ملانی می‌خواست دوباره آرامش پیدا کند و داروهای تجویز شده برای اضطرابش را کنار بگذارد. او همچنین شروع به شرکت در جلسات مشاوره کرد. اضطراب ملانی با احساس تنهایی، غم و انزوای اجتماعی تعریف می‌شد. او فقط می‌خواست همیشه در

رختخواب بماند. زمانی بود که او حتی احساس می‌کرد باید بستری شود، چرا که احساس ناتوانی و غرق شدن در احساسات می‌کرد. از تنها بودن می‌ترسید. به همین دلیل همیشه ترجیح می‌داد کسی در اطرافش باشد. او وسیله کنترل بارداری را خارج کرد و احساس بهتری پیدا کرد. با این حال، سفر بهبودی‌اش طولانی و دشوار بود. هر روز برای او سخت بود. او باید تلاش زیادی می‌کرد تا کارهای ساده را انجام دهد. او از حرکات روزمره مسئولیت‌هایش عبور می‌کرد، اما همچنان احساس بدبختی و خالی بودن درونی می‌کرد. وزن کم کرد و نمی‌توانست خودش را وادار به خوردن غذا کند. ملانی اشتهای خود به خود زندگی را از دست داد.

وقتی ملانی شروع به کاوش در تکنیک‌های مختلف آرامش‌بخش کرد، این عادات صحیح، موثر واقع شد و درست در همین زمان بود که او احساس امیدواری در مورد بازگشت به حالت آرامش و شادی درونی کرد. سفر او شامل انجام مدیتیشن، شرکت در درمان کرانیوساکرال و ماساژ می‌شد. او همچنین بیشتر به موسیقی آرامش‌بخش گوش می‌داد و تمرینات تنفسی را در روتین درمانی روزانه خود گنجاند. همه این‌ها به او کمک کرد تا احساس راحتی بیشتری با خودش داشته باشد. ذهنش آرام شد، ترس فروکش کرد و او دیگر نگران نبود. احساسات وحشت و ترس نیز کاملاً از زندگی‌اش ناپدید شدند. ملانی تصمیم گرفت تا این کارهایی که انجام می‌داد را ادامه دهد، زیرا برای اولین بار از زمان تشخیص

اختلال اضطراب عمومی (GAD)، ملانی احساس کرد که بیشتر بر افکار و احساسات خود کنترل دارد.

او همچنین به ادامه مشاوره پایبند بود. پس از مدتی، ملانی یوگا را به برنامه خود اضافه کرد و سبک زندگی آیورودایی بیشتری را پذیرفت. تعالیم آیورودا از یک سیستم دارویی طبیعی بر اساس فلسفه هندی و تکنیک‌های درمانی جامع پشتیبانی می‌کردند. یک سال پس از بحران بزرگ ملانی، اودوباره احساس عادی بودن کرد. با این حال، او هنوز از اضطراب می‌ترسد و می‌خواهد از رفتن دوباره به آن مسیر دور بماند. این یک اختلال بزرگ در زندگی‌اش بود. او هرگز نمی‌خواهد تا اجازه دهد ترس‌ها و احساساتش بر او غلبه کنند، زیرا اضطراب انرژی زیادی از او می‌گیرد. اولین نشانه خوب پیشرفت او زمانی بود که پسرش بیمار شد. برای اولین بار از زمان بهبودی خود، ملانی به بیماری او واکنش منفی یا مضطربانه نشان نداد. او احساس ترس نکرد یا خودش بیمار نشد. او آن زمان فهمید که از ترس اضطراب خود فراتر رفته و بهبود یافته است.

امروزه، او قوی و سرزنده است و دیگر نگران حمله اضطراب نیست. او می‌داند که می‌تواند به نیروی درونی جدید خود تکیه کند. ملانی همچنین می‌داند که سبک زندگی جدید اوست که او را قوی، آرام و دور از اضطراب نگه می‌دارد. به همین دلیل است که او همچنان به روتین مدیتیشن، یوگا، خوردن سالم و انجام ماساژهای منظم خود پایبند است. تمرینات تنفسی که او روزانه انجام

می‌دهد، تفاوت زیادی در نحوه مقابله او با عوامل استرس‌زا ایجاد می‌کند. او هر روز بهترین کار خود را برای اجتناب از همه مسائل استرس‌زای اطرافش انجام می‌دهد. او می‌گوید این چیزی است که او را در حالت آرامش درونی نگه می‌دارد. اجتناب کردن از مسائل منفی، بهترین پادزهر برای استرس و اضطراب است و توسط آگاهی به دست می‌آید.

وقتی می‌دانید چیزی قرار است به شما استرس بدهد، بهترین کار این است که کاملاً از آن عوامل استرس‌زا دوری کنید و به جای آن به اولویت‌های خود بپردازید. ملانی همچنین تلاش آگاهانه‌ای برای رها کردن افکار و احساسات منفی به محض ظهور آن‌ها انجام می‌دهد. او از واقعیتی که با آن روبرو است آگاه است: اینکه اگر تمرکز خود را روی چیزهای مهم از دست بدهد و دنبال کردن سبک زندگی جدید خود را متوقف کند؛ اضطراب می‌تواند بازگردد. او اکنون آگاهی بیشتری دارد و با اطمینان می‌گوید که اگر دوباره اضطراب را تجربه کند، بدون ترس می‌تواند آن را مدیریت کند. این چیزی است که تفاوت ایجاد می‌کند: دانستن چگونگی مدیریت بهتر آن و داشتن ابزارهای لازم برای شکست دادن اضطراب زمانی که ظاهر می‌شود. این نیز مسیری است که همه ی ما باید برای دستیابی به جریانی مداوم‌تر و منظم‌تر در آرامش درونی و صلح دنبال کنیم (هیگینز، 2009)

شما با چالش‌ها روبرو خواهید شد

دستیابی به آرامش درونی در عصر اطلاعاتی امروزی امکان‌پذیر است. این موضوع مربوط به مدیریت خود و انتخاب‌ها، افکار، باورها و احساسات شماست. امروزه همه افراد روی کره زمین آرامش درونی ندارند، اما ما می‌توانیم به طور فردی با کمی تلاش به آن دست پیدا کنیم. فعال‌سازی آرامش درونی نیازمند یک رویکرد متمرکز است. به همین دلیل است که بسیاری از افرادی که به دنبال آن هستند، آماده‌اند برای سفر به صومعه‌های دورافتاده تا در سکوت و طبیعت با راهبان زندگی کنند، و برخی از آنها کاملاً متحول از این صومعه‌ها خارج می‌شوند. امروزه انزواگاه‌های زیادی برای آرامش درونی نیز موجود هستند؛ آنها طراحی شده‌اند تا به مردم کمک کنند تا نوعی ارتباط با زندگی درونی خود برقرار کنند. آرامش درونی به مدیریت سبک زندگی شما بستگی دارد تا بیشتر با زندگی درونی خود ارتباط برقرار کنید و آن را به مکانی آرام و ساکن ببرید. همه چیزهایی که در این کتاب برای مبارزه با اضطراب به شما توصیه شده، شما را به مسیر آرامش درونی هدایت خواهد کرد.

برای هدایت خود در این مسیر، شما نیاز به انجام تنظیمات زیادی در هر روز دارید. این مسیر ملموس و دائمی نیست. ما از لحظاتی عبور می‌کنیم که در آنها آرامش درونی از ما دور می‌شود و سپس باید با انجام اقداماتی به سمت آن، دوباره به مسیر بازگردیم. وقتی

بیدار می‌شوید، تصمیم بگیرید حال خوبی داشته باشید و خود را با قدم زدن در طبیعت یا ورزش کردن قبل از نشستن برای صرف صبحانه سالم، در حالت آرامش قرار دهید. قدرت در انتخاب‌های روزانه شما نهفته است. اینگونه است که می‌توانید انرژی خود را تغییر دهید تا با دیدگاه احساس آرامش، رضایت، خوشحالی و راحتی با خود و محیط اطرافتان هماهنگ شود. انتخاب‌هایی انجام دهید که عشق بیشتری به زندگی شما بیاورد. به انجام بیشتر کارهایی که دوست دارید متعهد شوید. به همین دلیل است که انتخاب یک شغل که می‌دانید عاشق درگیر بودن با آن برای یک عمر خواهید بود، مهم است. انجام کاری که دوست دارید، آرامش بیشتری نسبت به انجام کاری که از انجام دادن آن لذت نمی‌برید، به شما خواهد داد.

همانطور که قبلاً می‌دانید، اگر کنترل خود بر انتخاب‌هایتان را از دست بدهید، همیشه شاهد نتایج عالی نخواهید بود. ما با حوادث و ناخوشایندی‌هایی روبرو می‌شویم که آرامشمان را به هم می‌ریزند. این اتفاق حتی اگر روزهایمان را با یوگا و مدیتیشن آغاز کنیم نیز رخ می‌دهد. با این حال، این دلیلی برای توقف انجام آن کارهای فوق‌العاده در صبح نیست. ما باید حتی زمانی که با چالش‌ها روبرو هستیم، به ویژه زمانی که با چالش‌ها روبرو هستیم، به طور مداوم به آن ادامه دهیم، زیرا این کار به ما کمک می‌کند تا پایبند، تأمل کننده و آگاه از آنچه با آن روبرو هستیم، بمانیم.

در آن زمان‌ها، ما باید بیشتر یوگا و مدیتیشن انجام دهیم تا از سروصدا و مسائلی که ما را نگران می‌کنند، دور شویم.

ما لحظاتی از آشوب را تجربه خواهیم کرد. به عنوان مثال، ممکن است زمانی که در ترافیک گیر کرده‌ایم ناراحت شویم و ممکن است زمانی که عجله داریم، فریاد بزنیم که عجله کنند. با این حال، این به معنای کمبود آرامش درونی نیست. این به این معناست که شما لحظاتی از اختلال را تجربه می‌کنید. ما نباید این لحظات اختلال را به واقعیت ثابت خود تبدیل کنیم - باور کنید که تصمیم گیرنده واقعی شما هستید. شما می‌توانید انتخاب کنید که تجربه بیشتر آرامش را به واقعیت ثابت خود تبدیل کنید. افرادی که از نظر ذهنی قوی هستند، از اهمیت انجام کارهایی که زمانی که آرامش آنها توسط برخی رویدادهای خارجی مختل می‌شود، آنها را به آرامش بازمی‌گرداند، آگاه هستند. در اینجا برخی از کارهایی که افراد از نظر ذهنی قوی انجام می‌دهند، صرف نظر از آنچه که با آن روبرو هستند، آورده شده است (مورین، 2016):

سپاسگزار باشید: وقتی به جای رنج هایتان، نعمت‌های خود را بشمارید، تغییری در ذهن ناخودآگاهتان ایجاد می‌کند، تغییری که ذهنیت فراوانی را فعال می‌کند، چرا که شما به آنچه دارید توجه می‌کنید، نه به آنچه کم دارید. وقتی شما سپاسگزار هستید، احساس بهتری نسبت به زندگی خود دارید و این احساسات آرامش شما را تقویت می‌کند.

قدرت شخصی خود را حفظ کنید: این موضوع هنگامی محقق می‌شود که شما اجازه ندهید تا افراد منفی بر شما تأثیر بگذارند. از سرزنش کردن دیگران برای هر چیزی امتناع کنید و با کرامت در زندگی خود به پیش روید. افراد با قدرت ذهنی بالا، قدرت شخصی خود را به دست کسی نمی‌سپارند. به عبارت دیگر، هیچ کس نمی‌تواند خلق و خوی آنها را کنترل کند. آنها وقتی توسط دیگران پایین کشیده می‌شوند، به سرعت به حالت عادی بازمی‌گردند. وقتی شما این کار را انجام می‌دهید، می‌توانید خیلی سریع‌تر به نقطه آرامش درونی بازگردید.

با مهربانی به چالش‌ها پاسخ دهید: ما همیشه چالش‌هایی برای مقابله داریم، زیرا اینگونه است که ما رشد می‌کنیم. وقتی با چالش‌ها روبرو نمی‌شویم، درجا می‌زنیم. افراد با قدرت ذهنی بالا، چالش‌ها را به عنوان فرصت‌هایی برای رشد و تقویت قدرت می‌بینند. چالش‌ها لزوماً نباید آرامش شما را سرقت کنند. آنها را به عنوان فرصت‌های رشد و نه وقفه‌هایی در آرامش درونی ببینید.

انرژی خود را بر روی چیزهایی که می‌توانید کنترل کنید، متمرکز کنید: وقتی این کار را انجام می‌دهید، بازدهی و کنترل خود را بر افکار و انتخاب‌هایتان حفظ می‌کنید. انرژی خود را بر روی چیزهایی که نمی‌توانید کنترل کنید، هدر ندهید. ما نمی‌توانیم گذشته را تغییر دهیم. پذیرش مهم است، زیرا مقاومت در برابر آنچه نمی‌توانیم تغییر دهیم، اضطراب و استرس غیرضروری در

زندگی‌مان ایجاد می‌کند. ما همچنین نمی‌توانیم رفتار یا انتخاب‌های دیگران را کنترل کنیم. پس آن را بپذیرید.

مرزهای سالم تعیین کنید: از انجام این کار خودداری نکنید. به خاطر داشته باشید که شما این کار را برای آرامش و آسایش خودتان انجام می‌دهید. بدون مرزبندی‌ها، شما افراد و موقعیت‌های استرس‌زا را به زندگی خود دعوت می‌کنید. این نکته را مدنظر داشته باشید که خودتان را بیش از حد برای رضایت دیگران در سختی نیاندازید. بیشتر از آنچه که می‌توانید، توان خود را خرج نکنید و همیشه در برقراری ارتباط با افراد، هوشیار باشید. بیشتر وقت‌ها "نه" بگویید تا "بله." و همیشه خودتان را در اولویت قرار دهید.

گزینه‌های خود را با دقت بسنجید: معمولاً افراد با قدرت ذهنی بالا، فقط ریسک‌های محاسبه‌شده را می‌پذیرند. آن‌ها می‌دانند چگونه احساسات خود را با منطق متعادل کنند. هنگام تعهد و تصمیم‌گیری، فاکتور ریسک را محاسبه کنید. شما می‌توانید این کار را با سنجش مزایا و معایب و همچنین جستجوی مشاوره بیشتر انجام دهید.

با گذشته خود آشتی کنید: به جای مقاومت، گذشته را بپذیرید و قبول کنید که بخشی از تاریخچه شماست. هرچند گذشته شما را تعریف نمی‌کند، زیرا شما همیشه در حال رشد و گسترش هستید. سفر انسانی یک مسیر در جریان و به همراه رشد است.

تغییر را در آغوش بگیرید و از مسائل گذشته که برای شما ایجاد اضطراب می‌کنند، دست بردارید. از اشتباهات خود درس بگیرید و به شیوه‌ای مفید و رو به جلو حرکت کنید.

آرامش را تمرین کنید: زمانی را برای تنهایی خود اختصاص دهید - برای نشستن با خود به طور آرام، برای در آرامش بودن در کنار خودتان. این کار بسیار مهم است؛ زیرا ما به این شیوه یاد می‌گیریم که چگونه قدر خودمان را بیشتر بدانیم. بر روی سفر خود تأمل کنید و اجازه دهید سکوت به درون شما سلامتی و آرامش بیشتری بیاورد. این کار را همچنین در دوران آشوب‌زده زندگی خود انجام دهید؛ تا کنترل موقعیت‌هایی که شما را ناراحت می‌کنند را بازپس می‌گیرید.

مسئولیت‌پذیر باشید: وقتی شما برای زندگی و خوشبختی خود مسئول هستید، بیشتر به سمت خوددلسوزی و کمتر به سمت استرس و اضطراب حرکت خواهید کرد. خودتان را برای آرامشی که در زندگی‌تان به دنبال تجربه بیشتر آن هستید، مسئول بدانید.

خوش‌بینی واقعی را تمرین کنید: این کار همان چیزی است که شما را از اضطراب دور نگه می‌دارد. خوش‌بین باشید و اجازه ندهید چیزی یا کسی آرامش شما را از شما بدزدد. به خودتان یادآوری کنید که شایسته آرامش و خوشبختی هستید و همین کافی است. کاملاً برای خوشبختی خود به خودتان تکیه کنید و شما قادر

خواهید بود تا آرامش درونی را علی‌رغم آنچه در اطراف شما رخ می‌دهد، حفظ کنید.

زندگی همیشه نامطمئن است. شما مسئول آوردن ثبات و آرامش به خود هستید. به یک دریاچه زیبا در یک روز صاف فکر کنید. آرام و دعوت‌کننده به نظر می‌رسد. شاید بخواهید برای یک شنای خنک و تازه‌کننده بپرید تا کف آن را بهتر ببینید. در اصل وجودی ما به عنوان انسان‌ها، ما نیز زیبا و آرام هستیم، مانند یک دریاچه. تنها بادهای تغییر و عدم قطعیت است که توانایی ما را برای باقی ماندن در آرامش و متمرکز بودن مختل می‌کند. نیروهای خارجی وجود خواهند داشت که آرامش طبیعی ما را مختل می‌کنند. وقتی این اتفاق می‌افتد، آرامش درونی ما نیز به طور موقت از بین می‌رود. با این حال، همچنان در درون ما وجود دارد و بنابراین در دسترس ما است. این موضوع مربوط به این است که ببینیم طبیعت واقعی ما آرام و زیبا است و نه همیشه آشفته. وقتی شما این را در هنگام روبرو شدن با عدم قطعیت می‌فهمید، قادر خواهید بود راه خود را به سمت بازگشت به آرامش درونی پیدا کنید (پاف، 2021).

ما به یک نقطه عطف مهم در سفر مشترک خود رسیده‌ایم. حالا زمان آن رسیده است که در مورد آنچه در روش TRANQUILS با آن روبرو شده‌اید، تأمل کنید. گرچه ما آماده پایان دادن به سفر شگفت‌انگیز مشترک خود هستیم، اما این پایان نیست بلکه آغازی نو و روشنگرانه برای شماست.

زندگی کسی را در کمتر از یک دقیقه تغییر دهید!

شما در آغاز سفر درمانی خود قرار دارید،و امید من این است که حالا می‌توانید مسیر را ببینید. آیا لحظه‌ای را برای روشن کردن راه برای شخص دیگری اختصاص خواهید داد؟

تنها با به اشتراک گذاشتن نظر صادقانه خود در مورد این کتاب و آنچه درون آن یافته‌اید، به دیگران کمک می‌کنید تا راهنمایی‌هایی که نیاز دارند را برای رهایی از اضطراب خود پیدا کنند.

ممنون بابت همکاریتان. به یاد داشته باشید: هر بخش از سفر مهم است.

نتیجه‌گیری

یکی از بزرگ‌ترین آرامش‌هایی که وقتی اضطراب را مهار می‌کنید، احساس خواهید کرد، این است که دیگر نیازی به یادآوری روزانه به خودتان ندارید که می‌توانید از پس این موقعیت برآیید. غلبه بر اضطراب مانند قدم زدن به درون آفتاب، آزاد و بدون محدودیت زنجیرهای افکار منفی و ناتوان کننده است که شما را با ترس و نگرانی فلج می‌کنند. شما همچنین دیگر نیازی به مصرف داروهای شیمیایی نخواهید داشت. این خود یک آرامش بزرگ است: دانستن اینکه دوباره عادی هستید و برای گذراندن روزتان به هیچ داروی تجویزی وابسته نیستید. بلکه، می‌توانید روز خود را با افزایش طبیعی اندورفین هنگام تمرینات صبحگاهی‌تان آغاز کنید. وقتی مغز و ضمیر ناخودآگاه شما کاملاً به ذهنیت مثبت و بهبود یافته‌ی جدیدتان وفق پیدا کنند، اضطراب دیگر شما را نخواهد ترساند، چرا که اکنون شما می‌دانید که اضطراب چیست و ابزارهایی برای مقابله با آن دارید.

بیدار شدن هرروز صبح و نیاز به خوردن قرص برای ناپدید کردن درد روانی دیگر به گذشته تعلق خواهد داشت. بهترین خبر برای شما این است که اگر همین حالا تصمیم بگیرید به فرمول آرامش TRANQUILS پایبند باشید، زودتر از آنچه فکر می‌کنید،

اضطراب را شکست خواهید داد. شما این کتاب را خریده‌اید؛ چرا که می‌دانید اضطراب یک روش ستمگرانه برای کاهش اعتماد به نفس و ارزش خودتان است و می‌دانید که شایسته‌تر از این اتفاقات تلخ هستید. شما درک می‌کنید که همین حالا، آنچه بر شما می‌گذرد، می‌تواند معکوس شود و البته درست هم فکر می‌کنید. راه‌های مؤثری برای شکست دادن اضطراب وجود دارد، و در این کتاب، شما بر تمام پاسخ‌هایی که به دنبالشان بوده‌اید، برخورد کرده‌اید. شما فرمول پیروزی را در دستان خود دارید و هیچ چیزی مانع تغییر واقعیت فعلی‌تان به آرامش درونی، شادی و آسایش نخواهد شد.

همه‌ی ما در زندگی با پسرفت‌هایی مواجه می‌شویم، بنابراین طبیعی است که گاهی اضطراب سراغمان بیاید. خیلی سخت نگیرید؛ بهتر است بیشتر به خودتان عشق بورزید و خوددلسوزی کنید؛ چراکه این یکی از مؤثرترین راه‌های خفه کردن گفتگوهای منفی درونی است که مسئول ایجاد اضطراب در زندگی شما هستند. پس از تنها شش ماه پایبندی به توصیه‌های اینجا، شما قدم‌های محکمی به سمت بهتر زیستن برخواهید داشت. با این حال، مهم است که کار را به طور مداوم انجام دهید: افکار خود را زیر نظر بگیرید و بر این متمرکز شوید که با عوامل محرک تماس بگیرید تا بتوانید علت‌های عمیق‌تر اضطراب خود را شناسایی کنید. این نقطه شروع شماست و نقطه پایان شما تنظیم الگوهای تفکر و واکنش های خود برای حفظ یک حالت آرامش درونی و توانمندی است.

غلبه بر اضطراب اولین قدم از سفر بهتر زیستن است. قسمت دوم، حفظ آرامش درونی است و ما سفر خود را بر این نکته مهم به پایان رساندیم. هر کاری که انجام می‌دهید بر وضعیت سلامت روانی‌تان تأثیر خواهد گذاشت، پس به طور مداوم انتخاب‌های خوبی برای خود انجام دهید تا از یک ذهنیت و دیدگاه سالم نسبت به زندگی لذت ببرید.

همین حالا تصمیم بگیرید که مسیر شما یافتن معنا و هدف بیشتر در زندگی‌تان است، به مسیری فراتر از درد عاطفی نگاه کنید و بپذیرید که شما بیش از این‌ها هستید و می‌توانید از این پسرفت با دانایی، قدرت و محبت بیشتری بیرون بیایید. هر روز، زمان آن است که برای خود واقعیتان باشید؛ چرا که هیچ کس دیگری این کار را برای شما انجام نخواهد داد. به عهده شماست که کنترل ذهنتان را پس بگیرید و بگویید که کافی است؛ شما آماده‌اید تا بهترین و جذاب‌ترین بخش‌های پنهان خود را نشان دهید.

ایجاد عادت‌های جدید برای حفظ جریانی مثبت و الهام‌بخش تفاوت عمیقی در سلامت روان شما ایجاد خواهد کرد. مدیتیشن یک روش فوق‌العاده برای تبدیل شدن به یک ناظر بی‌طرف بر اضطراب شماست. همین آگاهی است که به شما کمک می‌کند تا بینش بیشتری به معضل درونی‌ای که با آن مواجه هستید، کسب کنید. بیشتر کسانی که از اضطراب رنج می‌برند، وقتی تنها هستند، احساس شکنجه توسط افکار خود را دارند؛ به همین دلیل است

که شما باید بلافاصله وقتی این افکار مزاحمتان می‌شوند، خود را از آنها منحرف کنید و آنها را کاملاً بی‌ربط ببینید. بر روی احساسات خالص خود برای درک بهتر آنها و کار بر روی درمان و تغییر آنها کار کنید. به عبارت دیگر، فرآیند رشدی که در سفر بهبودی شما از اضطراب در حال وقوع است را ارج نهید، چرا که قطعاً قوی‌تر و خوشحال تر از آن بیرون خواهید آمد.

ما متولد شده‌ایم تا خوشحال، آزاد و راضی باشیم. هر چیزی که از آن می ترسیم برایمان اشتباه پیش بیاید، فقط بر اساس افکاری است که در ذهن داریم. مطمئنم که بسیاری از داستان‌هایی که در این کتاب با آنها روبرو شده‌اید و تجربیات دیگران در مورد اضطراب را بازگو می‌کنند، به نحوی با شما ارتباط دارند. موضوعات مشترکی در تمام تجربیات مرتبط با اضطراب وجود دارد، بزرگ‌ترین آنها این است که تجربه مداوم اضطراب برای بیش از شش ماه کاملاً ویرانگر است، اما هنگامی که تصمیم می‌گیرید که دیگر کافی است؛ زندگی شما بسیار متفاوت خواهد شد. از امروز روال مراقبت از خودتان را شروع کنید و اگر احساس می‌کنید که نیاز به مراجعه به یک متخصص مراقبت‌های بهداشت روانی دارید، پس سریعا اقدام کنید. هر کاری که برای شما مناسب است را انجام دهید و بر قدرت خود بیفزایید. برای حمایت به دوستان و خانواده خود مراجعه کرده و از انزوا وتنهایی خودداری کنید. شما به حمایت روابط محبت‌آمیز نیاز دارید، زیرا از این راه است که شما اضطراب را شکست خواهید داد.

شما یک فرد مستعد و زیبا با چیزهای زیادی برای عرضه به دیگران هستید. به همین دلیل است که تمرکز بیشتر بر روی نقاط قوت‌تان به جای ترس‌هایتان مهم است. نگران آینده نباشید. همین حالا، به چیزهایی که

تاکنون به دست آورده‌اید، افتخار کنید. شما با تکمیل خواندن این کتاب، اولین قدم به سمت بهبودی را برداشته‌اید. همین حالا آن را جشن بگیرید و یادتان نرود که در این راه پیشرفت‌هایتان را مدام جشن بگیرید، زیرا مانند بسیاری از افراد دیگر، شما هم اضطراب را شکست خواهید داد. من به شما اعتقاد دارم و می‌دانم که وقتی کاملاً از اضطراب عبور کنید، دوباره احساس شگفت‌انگیزی خواهید کرد. این اتفاق خواهد افتاد و من از آن مطمئنم. به خاطر داشته باشید که مسیر، مقصد است و درمان تازه شروع شده است. پس صبور باشید و آماده باشید تا خود را گام به گام از این مرحله عبور دهید. روز به روز، همه چیز بهتر خواهد شد. برایتان آرامش، عشق و نور آرزو می‌کنم.

منابع

Abalone, L. (2021, November 21). *How Your Environment Affects Your Emotions*. Brain World. https://brainworldmagazine.com/how-your-environ ment-affects-your-emotions

Abraham, M. (2018). *Anxiety and Irrational Thoughts*. Calmclinic.com. https:// www.calmclinic.com/anxiety/signs/crazy-thoughts

Allen, S. (2022, February 24). *How Biology Prepares Us for Love and Connection*. Greater Good. https://greatergood.berkeley.edu/article/item/ how_biology_prepares_us_for_love_and_connection

An Ode to Silence: Why You Need It in Your Life. (2020, August 7). Health Essentials from Cleveland Clinic. https://health.clevelandclinic.org/why-you- need-more-silence-in-your-life

Anxiety disorders – Symptoms and Causes. (n.d.). Mayo Clinic. https://www. mayoclinic.org/diseases-conditions/anxiety/symptoms-causes/syc-20350961

Brandt, A. (2023, October 24). *The Importance of Setting Boundaries: 10 Benefits for You and Your Relationships*. BetterHelp. https://www.betterhelp. com/advice/general/the-importance-of-setting-boundaries-10-benefits-for- you-and-your-relationships

Cherry, K. (2021, August 16). *Locus of Control and Your Life*. Verywell Mind. https://www.verywellmind.com/what-is-locus-of-control-2795434

Cherry, K. (2022, November 14). *What Is the Negativity Bias?* Verywell Mind. https://www.verywellmind.com/negative-bias-4589618

Cherry, K. (2023a, March 4). *The Impact of Social Isolation on Mental Health*. Verywell Mind. https://www.verywellmind.com/the-impact-of-social-isola tion-on-mental-health-7185458

Cherry, K. (2023b, November 6). *I Don't Know Who I Am: What to Do If You Feel This Way*. Verywell Mind. https://www.verywellmind.com/i-dont-know- who-i-am-5186886

Chew, I. (2023, July 6). *The Social Anxiety Spiral: How to Escape it and Create Lasting Relationships*. Adaa.org. https://adaa.org/living-with-anxiety/ personal-stories/social-anxiety-spiral-how-escape-it-and-create-lasting

Cohen, I. S. (2018, August 14). *How to Stop Overreacting to the Small Stuff*.

Today. Psychology https://www.psychologytoday.com/us/blog/you r- emotional-meter/201808/how-stop-overreacting-the-small-stuff

DeMarco, C. (2022, February 9). *7 Anxiety Hacks: How to Manage Stress and Worry in the Moment*. MD Anderson Cancer Center. https://www.mdander son.org/cancerwise/anxiety-hacks--7-tools-to-manage-stress-and-worry-in- the-moment.h00-159537378.html

Emotional Overwhelm. (2019, November 21). Good Therapy. https://www. goodtherapy.org/learn-about-therapy/issues/emotional-overwhelm

Emotional Regulation: How to Control Your Emotions. (2021, November 25).

Mantra Care. https://mantracare.org/therapy/what-is/emotional-regulation/ Frothingham, S. (2021, January 21). *Why Our Brains Fixate on the Bad (and*

What to Do About It). Cordico. https://www.cordico.com/2021/01/20/why- our-brains-fixate-on-the-bad-and-what-to-do-about-it

Gastelum, J. (2021, January 21). *Why Our Brains Fixate on the Bad (and What to Do About It)*. Cordico. https://www.cordico.com/2021/01/20/why-our-brains- fixate-on-the-bad-and-what-to-do-about-it

Generalized Anxiety Disorder. (2021, November 15). Psychology Today. https:// www.psychologytoday.com/us/conditions/generalized-anxiety-disorder

Gupta, S. (2023, May 26). *The Importance of Self-Reflection: How Looking Inward Can Improve Your Mental Health*. Verywell Mind. https://www.very wellmind.com/self-reflection-importance-benefits-and-strategies-7500858

Halliwell, E. (2015, August 24). *How Meditation Helps Me Deal with* https://www.mindful.org/how-meditation-helps-*Anxiety*. Mindful. me-deal-with- anxiety

Higgins, M. (2009, November 20). *My Journey to Peace*. Adaa.org. https://adaa. org/living-with-anxiety/personal-stories/my-journey-peace

Holmes, L. (2021, November 15). *How Emotional Abuse in Childhood Changes the Brain*. Verywellmind. https://www.verywellmind.com/childhood-abuse- changes-the-brain-2330401

Hoshaw, C. (2022, March 29). *What is Mindfulness? A Simple*

Practice for Greater Wellbeing. Healthline. https://www.healthline.com/health/mind-body/ what-is-mindfulness

John Demartini's Story of Paul Bragg. (n.d.). Bing. Retrieved November 12, 2023, from https://www.bing.com/search?pglt=673&q=john+demartinis+story+of+paul+bragg

Juby, B. (2019, November 15). *14 Ways to Stop Overthinking*. Healthline. https:// www.healthline.com/health/how-to-stop-overthinking

References • 139

Julson, E. (2021, August 25). *Signs and Symptoms of Anxiety Disorders*.

Healthline. https://www.healthline.com/health/anxiety-disorder-symptoms Klatt, M. (2022, January 27). *How Breathing Exercises Can Calm Anxiety*

Effectively. Ohio State Health & Discovery. https://health.osu.edu/wellness/ integrative-healing/how-breathing-exercises-can-calm-anxiety-effectively

Krstic, Zee. "103 Anxiety Quotes to Help Comfort You on Tough Days." Good Housekeeping. Last modified January 28, 2023. https://www.goodhousekeep ing.com/health/wellness/a42396674/anxiety-quotes/.

Madeson, M. (2021, April 23). *The Importance of Counseling: 14 Proven Benefits of Therapy*. Positive Psychology. https://positivepsychology.com/ why-counseling-is-important

Makin, S. (2022, February 7). *How to Stop Overreacting and Finally Gain Control over Your Emotions*. Makin Wellness.

https://www.makinwellness. com/how-to-stop-overreacting

Morin, A. (2016, June 23). *18 Things Mentally Strong People Do.* https://www. psychologytoday.com/gb/blog/what-mentally-strong-people-dont-do/201606/ 18-things-mentally-strong-people-do

Morin, A. (2023, February 14). *How to Stop Overthinking.* Verywell Mind. https://www.verywellmind.com/how-to-know-when-youre-overthinking- 5077069

O'Brien, M. (2022, September 20). *Overthinking vs. Constructive Problem Solving.* Melli O'Brien. https://melliobrien.com/overthinking-vs-constructive- problem-solving

One-Hundred-and-Three Quotes About Managing Anxiety to Help Comfort You Through Tough Days. (2023, January 28). Good Housekeeping. https://www. goodhousekeeping.com/health/wellness/a42396674/anxiety-quotes

Owens, A. (2021, September 23). *Tell Me All I Need to Know About Oxytocin.*

Psycom. https://www.psycom.net/oxytocin

Peterson, T. J. (2019). *Anxiety and Overthinking Everything.* Healthyplace.com. https://www.healthyplace.com/blogs/anxiety-schmanxiety/2015/12/anxiety- and-over-thinking-everything

Puff, R. (2021, February 8). *The Journey Toward Inner Peace.* Psychology Today. https://www.psychologytoday.com/us/blog/meditation-modern-life/ 202102/the-journey-toward-inner-peace

Raypole, C. (2019, March 15). *Physical Symptoms of Anxiety: How*

Does It Feel?

Healthline. https://www.healthline.com/health/physical-symptoms-of-anxiety Sarner, M. (2019, June 27). *Regret Can Seriously Damage Your Mental Health*

Here's How to Leave It Behind. The Guardian. https://www.theguardian.com/ lifeandstyle/2019/jun/27/regret-can-seriously-damage-your-mental-health- heres-how-to-leave-it-behind

Schimelpfening, N. (2023, May 1). *Dialectical Behavior Therapy (DBT): Definition, Techniques, and Benefits*. Verywell Mind. https://www.verywell mind.com/dialectical-behavior-therapy-1067402

Shinde, S. (2022, March 15). *Reacting vs. Responding: Difference and Examples*. Ananda. https://ananda.ai/blog/reacting-vs-responding-difference-and-exam ples

Shubel, M. (2023, March 15). *How to Protect Your Peace: 11 Tips for Everyday Peace of Mind*. Clever Girl Finance. https://www.clevergirlfinance.com/ protect-your-peace

SingleCare Team. "Anxiety Stats in the U.S." The Checkup. Last modified February 4, 2023. https://www.singlecare.com/blog/news/anxiety-statistics/.

Strauss, I. (2018, August 14). *How to Stop Overreacting to the Small Stuff*. Psychology Today. https://www.psychologytoday.com/us/blog/your- emotional-meter/201808/how-stop-overreacting-the-small-stuff

Suhoza, R. (2023, June 6). *What Causes the Feeling of Overwhelm?* Unwinding Anxiety. https://unwindinganxiety.com/articles/what-causes-feeling-of-over whelm

Tartakovsky, M. (2020, April 16). *Simple Ways to Make Your Home into Your Sanctuary*. Psych Central. https://psychcentral.com/blog/simple-ways-to- make-your-home-into-your-sanctuary

Wendt, T. (2022, September 1). *Amygdala: What to Know*. WebMD. https://www. webmd.com/brain/amygdala-what-to-know

Wilson, M. (2019). *Do I Have Anxiety? 1 Minute Anxiety Test (Self-Assesment).*

Anxiety. https://www.anxiety.org/do-i-have-anxiety

Winch, G. (2013). Why Loneliness Is a Trap and How to Break Free. Psychology Today https://www.psychologytoday.com/us/blog/the-squeaky-wheel/ 201309/why-loneliness-is-trap-and how-break-free